Inhalt

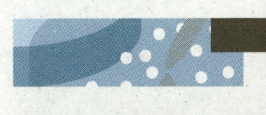

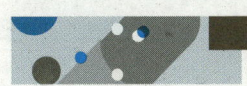

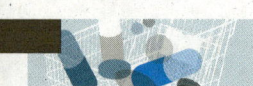

4

5

6

1
Diagnose Krebs

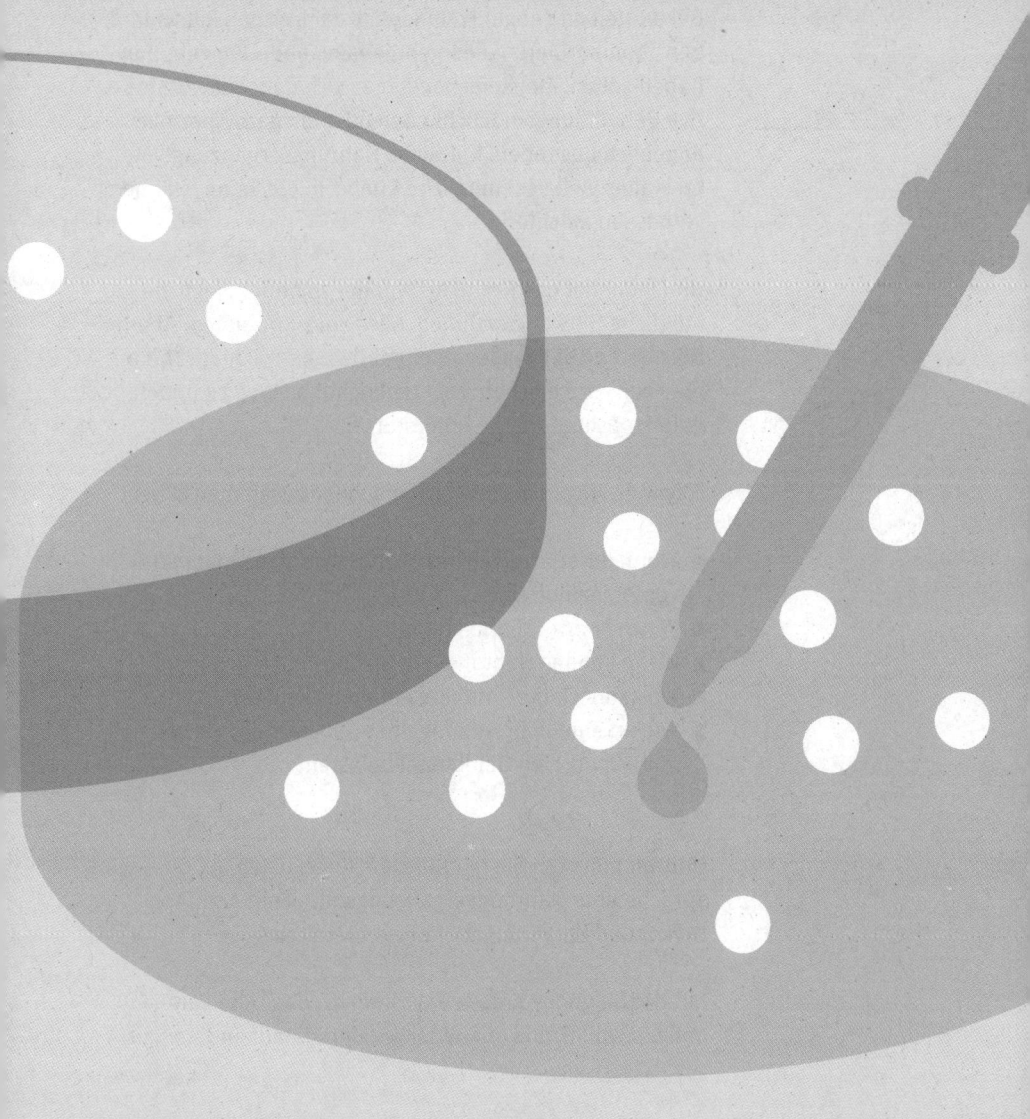

Mit diesem Ratgeber möchten wir uns besonders an krebserkrankte Leserinnen und Leser wenden – und an all diejenigen, die ihnen nahe stehen. Denn wer mit der Diagnose Krebs konfrontiert wird, will meist alles Menschenmögliche versuchen, um die Krankheit zu besiegen. Alle Beteiligten werden dabei oft von hilfsbereiten Freunden, Bekannten und sogar Fremden mit zahlreichen Ratschlägen „bombardiert", die irgendjemand anderem geholfen haben sollen. Meistens handelt es sich dabei um alternative Behandlungsmöglichkeiten oder um ganz spezielle, angeblich besonders hilfreiche Nahrungsergänzungsmittel – alles vielleicht mögliche Chancen, die kaum jemand verpassen möchte.

Und jeder hat das Recht auf Wunder zu hoffen, jegliche mögliche Hilfe anzunehmen, alles auszuprobieren. Aber: Dies darf nicht schaden oder gar (lebens-)wichtige Therapien zunichte machen. Hier den richtigen Weg zu finden, dabei möchten wir Sie unterstützen.

Folgende Fragen möchten wir mit Ihnen zusammen klären:

■ Worin unterscheiden sich Nahrungsergänzungsmittel von Arzneimitteln?
■ Welche Mittel können hilfreich sein?
■ Wann können Nahrungsergänzungsmittel schaden?
■ Wo kann ich die Produkte gefahrlos kaufen?
■ Wie erkennt man wirkungslose Substanzen, die vermutlich nur den Geldbeutel belasten?

Und wir möchten Sie mit Hilfe von Checklisten auf Gespräche über Nahrungsergänzungsmittel mit Arzt, Apotheker und Ernährungsberater vorbereiten.

Mit der Diagnose Krebs verändert sich das Leben auf einmal und von Grund auf. Jeder reagiert darauf anders: mit stiller Ergebenheit, mit Resignation, mit Aktionismus oder mit Kampfgeist und ungeheurem Lebenswillen.

Dieser harte Schnitt bringt völlig neue Spielregeln mit sich, die auch für den lebenswichtigen Bereich Essen und Trinken gelten. Je nach Therapie darf manches nicht mehr, anderes hingegen unbedingt gegessen werden (beispielsweise weil es durch Medikamente zu einer Magenschleimhautentzündung gekommen ist oder jetzt entgegen aller Gewohnheiten, fettreich gegessen werden soll). Einiges wird nicht vertragen – und vieles schmeckt einfach nicht mehr. Gleichzeitig heißt es: bloß nicht zu viel abnehmen!

Was für Sie als gesunder Mensch galt, ist jetzt auf den Kopf gestellt. Das betrifft auch die Nahrungsergänzungs-

mittel. Werden sie für Herrn und Frau Normalbürger samt
Kind gemeinhin als überflüssig betrachtet, kann sich die
Situation jetzt ganz anders darstellen.

Nahrungsergänzungsmittel, auch Supplemente genannt,
können helfen, Nebenwirkungen der Krebstherapien besser zu ertragen, den Appetit zu steigern oder einfach nur
den Mut nicht zu verlieren. Sie können aber auch neue
Nebenwirkungen verursachen, in Wechselwirkung mit
Medikamenten treten, Laborwerte verändern und sogar
Therapieerfolge in Frage stellen.

Es kommt also auf den richtigen Umgang mit Nahrungsergänzungsmitteln an, und auch dieser muss in Krank-
heitszeiten ein völlig anderer, ein neuer sein.

✱ Wichtig

Alle Informationen wurden sorgfältig recherchiert,
entsprechen dem Wissensstand Januar 2012. Wissenschaftliche und juristische Bewertungen können sich
jedoch ändern. Keinesfalls ersetzt dieser Ratgeber die
professionelle Beratung durch einen Arzt, Apotheker oder
Ernährungstherapeuten, insbesondere hinsichtlich des
Konsums während einer Krebserkrankung und deren Behandlung. Eine solche muss immer individuell erfolgen.
Nahrungsergänzungsmittel können – wenn überhaupt –
immer nur eine Ergänzung darstellen, sie können niemals
eine Krebstherapie ersetzen!

2

Möglichkeiten und Grenzen von Nahrungsergänzungsmitteln in der Krebsbehandlung

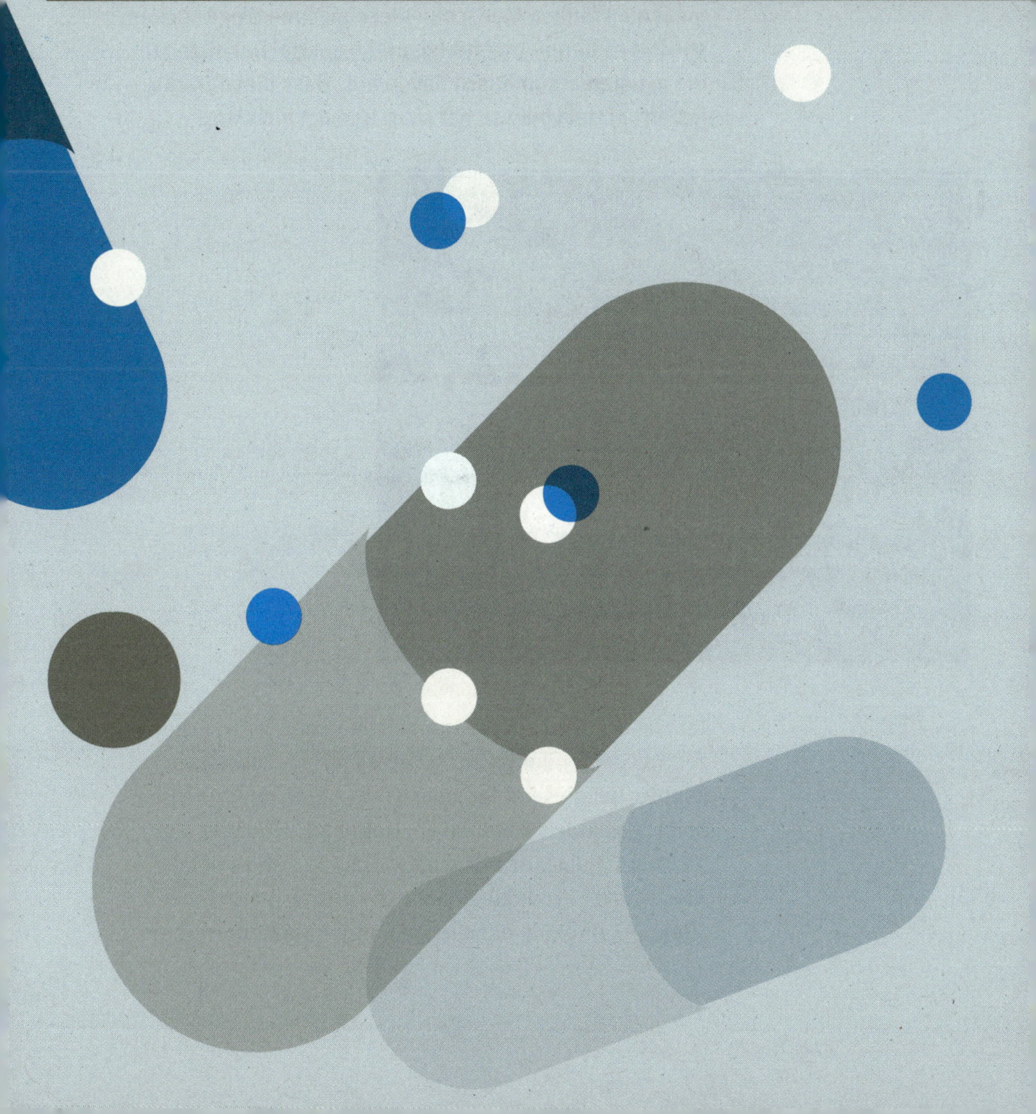

Wer schwer, ja lebensgefährlich erkrankt ist, wer unter heftigen Schmerzen oder unter den Nebenwirkungen von Bestrahlung oder Chemotherapie leidet, ist häufig besonders empfänglich für unkonventionelle Behandlungsverfahren. Das gilt vor allem dann, wenn diese als sanfte, schonende Alternativen dargestellt und durch frühere Patienten als „garantiert wirksam" beschrieben werden. Sie bieten schließlich die Möglichkeit, zusätzlich zur ärztlichen Behandlung selbst etwas tun zu können. Und wenn nicht die kranken Menschen diese eigenen Wege suchen, so sind es deren Angehörige und Freunde. Dabei gehen die meisten automatisch davon aus, dass diese „natürlichen" Mittel völlig sicher sind. Dem ist nicht so.

 Exkurs

Im Gesundheitsmonitor 2011 der Bertelsmann-Stiftung zeigte sich eine ausgeprägte Negativhaltung von Patienten gegenüber Medikamenten. 53 Prozent der 1778 Befragten stimmten der Aussage „Letztlich sind sie Gift" zu. 82 Prozent sagten „Ich mag Medikamente nicht. Wenn ich ohne sie auskäme, würde ich sie weglassen." 50 bis über 60 Prozent meinten, dass Ärzte zu stark auf Arzneimittel vertrauten. Über 75 Prozent hatten eine Präferenz für die „sanfteren" Naturheilmittel. Es waren die Nebenwirkungen der Arzneimittel – die der Arzt oft zu erwähnen vergisst und die dann erstmals im Beipackzettel gelesen werden –, die die Menschen am meisten beunruhigten.

Tatsächlich wird am Beratungstelefon der Verbraucherzentrale sehr häufig gefragt, ob es nicht sinnvoll sein könnte, bei dieser oder jener Krebserkrankung zum Beispiel „gesunde" Stutenmilch, Noni-Saft, Aloe vera-Gel, Vitamin-C-Pulver oder Himalaya-Salz zu sich zu nehmen. Dies sind oft Produkte, die durch Vertriebspartner oder „Berater" direkt in häuslichen Runden verkauft werden und mit den unglaublichsten Aussagen zu (angeblich) selbst erlebten, von anderen gehörten oder in Dankesschreiben gelesenen Wirkungen beworben werden. Hier schon eine erste Warnung: Produkte, die bei allen möglichen Krankheiten – von Diabetes über Haarausfall bis hin zu Aids und Krebs – helfen sollen, können allenfalls als letzter Strohhalm betrachtet werden: Versprechen sollte man sich von solchen Produkten eigentlich nichts. Ganz wichtig ist es dann, zu erfahren, ob sichergestellt ist, dass das jeweilige Mittel nicht noch zusätzlich schadet. Deswegen müssen mögliche Risiken (⤍ Seite 73 unbedingt im Vorfeld mit den behandelnden Ärzten (zu Heilpraktikern ⤍ Seite 136), Ernährungsberatern und ggf. auch Apothekern geklärt werden. Der behandelnde Arzt muss unbedingt wissen, was der Heilpraktiker zusätzlich gibt und umgekehrt, und alle müssen wissen, was der Patient auf den Rat anderer nimmt, auch wenn es sich um scheinbar harmlose Stutenmilch oder Apfelkerne handelt.

> **! Gut zu wissen**
>
> Begriffe wie „natürlich", „immunstimulierend" oder gar „krebshemmend" sind nicht eindeutig definiert und stehen auf gar keinen Fall für „harmlos"!

Wie unterscheiden sich Nahrungsergänzungsmittel von Arzneimitteln?

Schon von ihrer rechtlichen Definition (⋯⇢ Seite 16) her sind Nahrungsergänzungsmittel eigentlich nicht zur Behandlung von Krankheiten vorgesehen, sondern dienen lediglich als Ergänzung fehlender Bausteine im normalen Essen. Sie müssen weder ihre Wirksamkeit noch ihre Sicherheit unter Beweis gestellt haben. Es sind einfach normale Lebensmittel in einer besonderen Darreichungsform.

! **Gut zu wissen**

Nahrungsergänzungsmittel (NEM) sind in Deutschland auch mit dem Begriff „Nahrungsergänzungsmittel" beschriftet. Die Liste der Inhaltsstoffe beginnt mit „Zutaten" und sie tragen ein Mindesthaltbarkeitsdatum „mindestens haltbar bis".

Ergänzende bilanzierte Diäten (EBD) sind ebenfalls Lebensmittel, sind aber mit „ergänzende bilanzierte Diät zur unterstützenden Behandlung von [Krankheit xyz]" gekennzeichnet. Auch sie haben eine Zutatenliste und ein Mindesthaltbarkeitsdatum.

Bei Arzneimitteln beginnt die Liste der Inhaltsstoffe mit „Zusammensetzung" und sie tragen ein Verfallsdatum „zu verwenden bis". Außerdem liegt allen Arzneimitteln eine Gebrauchsinformation bei, in der neben der richtigen Anwendung auch Informationen zu Risiken und Nebenwirkungen sowie Gegenanzeigen und ggf. auch Wechselwirkungen aufgeführt sind.

Der englische Begriff „Dietary Supplement" (deutsch: diätetische Ergänzung) hört sich da schon etwas anders an. Das Wort „Diät" kommt ursprünglich aus dem Griechischen und bedeutet ganz allgemein „Lebensweise". Diese schloss im Altertum die Ernährung, die körperliche Aktivität sowie die moralische Einstellung ein. Mit der Zeit bekam „Diät" die Bedeutung von spezieller Ernährung, mit deren Hilfe das körperliche Wohlbefinden und die Gesundheit gesteigert werden sollte, und wird heute als Ernährungsweise bei einer Krankheit verstanden. Die Aufgabe, die Behandlung von Krankheiten ernährungsmedizinisch zu unterstützen, haben bei uns diätetische Lebensmittel, sogenannte ergänzende bilanzierte Diäten (EBD) für besondere medizinische Zwecke. Diese Unterscheidung ist wichtig, da EBDs laut Diät-Verordnung nur dann rechtens sind, wenn aufgrund eines krankhaften Zustands ein „besonderes Ernährungsbedürfnis" des Patienten vorliegt und dieses über die Ernährung beeinflussbar ist. Hier müssen also im Vorfeld wissenschaftliche Untersuchungen zur Sinnhaftigkeit eines Mittels gemacht worden sein. Aber: Auch wissenschaftliche Erkenntnisse können sich ändern. Aufgrund dessen gibt es jetzt beispielsweise demnächst keine Diabetiker-Lebensmittel mehr – das besondere Ernährungsbedürfnis fehlt.

Diese rechtlichen Feinheiten sind den meisten Menschen unbekannt, nichtsdestoweniger sind sie für eine Risikoabschätzung oft sehr wichtig.

Tatsächlich nehmen sehr viele Patienten Nahrungsergänzungsmittel zu sich – richtig ausgedrückt müsste man von einem „Verzehr" im Gegensatz zu einer „Einnahme" bei Arzneimitteln sprechen –, glauben aber, es handelte sich um geprüfte Arzneimittel.

Rechtlicher Hintergrund

Nahrungsergänzungsmittel
(z.B. Cranberry-Pulver, Vitamin-Brausetabletten, Fischölkapseln)
Sie sind Lebensmittel, die die normale Ernährung ergänzen sollen: Konzen-
trate von einem oder mehreren Vitaminen, Mineralstoffen oder sonstigen
Stoffen mit ernährungsphysiologischer Wirkung, z.B. Fettsäuren, Eiweißbau-
steinen oder Pflanzenzubereitungen. Sie werden grundsätzlich in dosierter
Form (Kapseln, Tabletten, Pulverbeutel, Flüssigampullen) zur Aufnahme in
kleinen Mengen verkauft.
Sie sind nicht zur Heilung oder Linderung von Krankheiten bestimmt und
dürfen so auch nicht beworben werden. Ebenso darf nicht behauptet werden,
dass ohne sie eine vernünftige Ernährung nicht möglich sei. Angstmachende
Werbung und wissenschaftlich falsche Aussagen sind ebenfalls verboten.
Nahrungsergänzungsmittel werden im Gegensatz zu Arzneimitteln nicht zugelassen, sondern lediglich registriert. Es gibt keinen Wirksamkeitsnachweis;
für die Sicherheit ist allein der Hersteller verantwortlich.
Wichtig: Im Gegensatz zu Arzneimitteln werden bei Nahrungsergänzungsmitteln weder Neben- oder Wechselwirkungen noch Gegenanzeigen genannt.
Sie werden geregelt in der deutschen Nahrungsergänzungsmittel-Verordnung
sowie einer EU-Richtlinie (2002/46/EC) und es gilt das Lebensmittel- und Fut-
termittelgesetzbuch (LFGB).

Ergänzende bilanzierte Diäten
(EBD; z.B. zur diätetischen Behandlung von arthrotischen Gelenkverände-
rungen oder von altersbedingten Augenerkrankungen)
Diese Mittel sind auf besondere Weise verarbeitet oder formuliert und für die
diätetische Behandlung von Patienten bestimmt. Das kann der Fall sein, wenn
die Aufnahme, Verdauung, Resorption, Verstoffwechselung oder Ausscheidung gewöhnlicher Lebensmittel oder darin enthaltener Nährstoffe erschwert
oder unmöglich ist. Der spezielle Nährstoffbedarf muss ernährungsmedizinisch bedingt sein und kann durch eine zumutbare und praktikable Verän-
derung der normalen Ernährung oder spezielle andere Lebensmittel nicht
erreicht werden. EBD müssen sicher und nutzbringend verwendet werden
können. Sie müssen für das Produkt nachweisen können, dass die ausge-
lobte Wirkung wissenschaftlich hinreichend gesichert ist (⸱⸱⸱ Seite 52), also
tatsächlich den besonderen Ernährungserfordernissen der Zielgruppe

entspricht. Obwohl diese Produkte nahe an den Arzneimitteln stehen, sind die wirksamen Zutaten jedoch Nährstoffe, keine Arzneistoffe. Im Gegensatz zu Nahrungsergänzungsmitteln gibt es bei EBD vorgeschriebene Höchstmengen, die nur mit einer auf der Verpackung zu nennenden Begründung überschritten werden dürfen.

Wichtig: EBD müssen unter ärztlicher Aufsicht verwendet werden, sind also nicht zur Selbstmedikation geeignet.

Sie werden in der Diät-Verordnung geregelt. Derzeit sieht ein Entwurf der Europäischen Union vor, diese diätetischen Lebensmittel komplett zu streichen. Die Produkte würden dann unter die gesetzlichen Regelungen für Nahrungsergänzungsmittel fallen; Werbung mit positiven Wirkungen bei bestimmten Krankheiten unterläge dann der sogenannten Health-Claims-Verordnung (VO (EG) 1924/2006) bzw. den ergänzenden Verordnungen.

Arzneimittel

(z.B. Schmerztabletten, Antikoagulantien, Chemotherapeutika)

Sie sind Stoffe und Zubereitungen, die „Krankheiten, Leiden, Körperschäden oder krankhafte Beschwerden heilen, lindern oder verhüten". Die Wirkung darf – außer bei verschreibungspflichtigen Medikamenten –, beworben werden, muss aber der Wahrheit entsprechen.

Arzneimittel werden auf ihre Wirksamkeit und Sicherheit geprüft und müssen zugelassen werden. Ausnahmen sind traditionelle und homöopathische Arzneimittel. Medikamente, die den Hinweis „traditionell angewendet" tragen, haben Qualität und Unbedenklichkeit nachgewiesen, aber keinen Wirknachweis geführt. Homöopathische Mittel müssen ebenfalls keine Wirksamkeit nachweisen, dürfen aber auch keine Anwendungsgebiete (Indikationen) nennen.

Wichtig: Arzneimittel gibt es frei verkäuflich (nur unbedenkliche Stoffe), apotheken- oder verschreibungspflichtig. Echte Arzneimittel tragen eine Zulassungsnummer (Zul.Nr.), die Pharmazentralnummer (PZN) ist nur eine Bestellnummer für die Apotheke.

Näheres regelt das Arzneimittelgesetz. Man erkennt Arzneimittel ferner daran, dass sie kein Mindesthaltbarkeits-, sondern ein Verfallsdatum tragen und keine „Zutaten", sondern eine „Zusammensetzung" haben. Das deutsche Arzneimittelgesetz beruht ebenfalls auf einer europäischen Richtlinie (2001/83/EG).

Nahrungsergänzungsmittel sind unsicherer als Arzneimittel

Begriffe wie „natürliche Pflanzenextrakte" suggerieren, dass diese Produkte in jedem Fall unbedenklich genommen werden können. Dabei setzen viele Verbraucherinnen und Verbraucher „natürlich" mit „sicher" gleich. So gilt Kräutermedizin beispielsweise als sanft und frei von Nebenwirkungen. Wo es aber eine Wirkung gibt, gibt es auch eine Nebenwirkung. Und die kann, je nach Mensch und Lebenssituation, variieren. Wirkung und Nebenwirkung sind aber immer auch eine Frage der Rohmaterialqualität, der Herstellung und der Dosierung eines Produkts.

Die Rohware ist entscheidend

Gerade wenn es um die Inhaltsstoffe pflanzlicher Produkte geht, ist das Ausgangsmaterial entscheidend. Je nach Sorte und Anbaubedingungen kann beispielsweise die sogenannte antioxidative (= zellschützende) Kapazität von Brokkoli – bedingt durch unterschiedliche Gehalte an sekundären Pflanzenstoffen – um 350 Prozent variieren.

Aus einer Untersuchung des Vitamin-C-Gehalts an 14 Apfelsorten aus Baden-Württemberg, Rheinland-Pfalz und Bayern über zehn Jahre hinweg weiß man, dass es hier deutliche Unterschiede gibt. Die Sorte Gloster enthält eher geringe Mengen (ca. 6 Milligramm pro 100 Gramm), Berlepsch dagegen mit 27 Milligramm pro 100 Gramm fast fünfmal soviel. Bei frischem Fruchtsaft aus

41 verschiedenen Sanddornbeeren-Arten hat man Werte von unter 100 Milligramm bis hin zu 1,3 Gramm Vitamin C gefunden. Auch verschiedene Mineralstoffgehalte zeigen enorme Schwankungen. Ebenso ist der Reifegrad von Früchten und Gemüse zum Zeitpunkt der Ernte wichtig. Gleiches gilt natürlich auch für Blätter im Jahreslauf. Die Inhaltsstoffe sind im Frühling anders als im Herbst – entsprechend verändert sich die Zusammensetzung daraus hergestellter Säfte oder Extrakte.

Außerdem haben externe Faktoren wie klimatische Bedingungen, Boden, Düngung und Anbauform, aber auch Transport- und Lagerungsbedingungen bedeutenden Einfluss auf den Nährstoffgehalt.

Begriffe in der Zutatenliste wie „Auszug", „Pulver", „Saft" oder „Zubereitung" lassen sich daher selbst bei gleichen Prozent- oder Mengenangaben bezüglich ihrer Qualität oder ihrer Inhaltsstoffe nicht miteinander vergleichen.

! Gut zu wissen

Bei Nahrungsergänzungsmitteln, die bestimmte Nähr- oder „Wirk"-Stoffe wie zum Beispiel Vitamin C oder Procyanidine auf der Verpackung besonders herausstellen, müssen die enthaltenen Mengen pro 100 Gramm und pro Tagesmenge angeben sein.

Extrakt ist nicht gleich Extrakt

Auch für den Einsatz in Nahrungsergänzungsmitteln werden aus einer Vielzahl von pflanzlichen Substanzen Extrakte gewonnen. Der Begriff „Extrakt" ist dabei eine Art Zauberformel, die das besonders Wirksame betonen soll. In den meisten Fällen, so die Lebensmittelchemische

Gesellschaft, sind es wässrige Extrakte; manchmal ist auch nur das Wasser entzogen. Es werden für Nahrungsergänzungsmittel aber immer häufiger Extrakte aus Pflanzen gewonnen, die auch für die Arzneimittelherstellung verwendet werden.

Im Lebensmittelbereich sind Extrakte im Gegensatz zu Arzneimitteln nicht definiert. Wenn Sie sich noch an Ihren Chemieunterricht erinnern, wissen Sie, dass man Extrakte beispielsweise mit kaltem oder heißem Wasser, mit Alkohol oder einem anderen Lösungsmittel gewinnen kann. Die Zusammensetzung des gewonnenen Extrakts ist abhängig vom verwendeten Lösungsmittel.

Arzneistoffe oder Arzneimittel unterliegen besonderen Qualitätsanforderungen, beispielsweise ist die Art der Extraktgewinnung genau vorgeschrieben, der Wirkstoff ist definiert und es werden bestimmte Mengen davon gefordert. Alles ist in entsprechenden Standards festgelegt (Monografien im Deutschen oder im Europäischen Arzneimittelbuch, Deutscher Arzneimittel-Codex [DAC], Positivmonographie der Kommission E des ehemaligen Bundesgesundheitsamtes, ESCOP-[European Scientific Cooperative on Phytomedicines] Monographie).

Außerdem wird die Art der Extraktgewinnung auf der Verpackung genau benannt (z.B. „Wirkstoff: Trockenextrakt aus Johanniskraut, 1 Tablette enthält 650 mg Trockenextrakt aus Johanniskraut (3,5-6,0:1), Auszugsmittel Ethanol 60% (m/m)". Zusätzlich gibt es Anforderungen an die Reinheit.

Für Lebensmittel gibt es viele derartiger Vorschriften nicht (⋯⟩ Kasten, Seite 21) – jeder Hersteller kann nach seinem eigenen Gusto verfahren. Das

Teufelskralle Extrakt Kapseln R

Pflanzliches Arzneimittel

Wirkstoff:
1 Weichkapsel enthält:
100 mg Trockenextrakt aus Teufelskrallenwurzel (1,5–2,5:1)

Auszugsmittel: Wasser

Enthält Sojaproteine und Sorbitol.

Bitte Packungsbeilage beachten!

Weichkapseln zum Einnehmen

führt dazu, dass in den Zutatenlisten der verschiedensten Produkte „Grüntee-Extrakt" auftaucht, diese Zutaten aber in der Regel nicht vergleichbar sind, da sie nicht nur vom Herstellungsverfahren, sondern auch vom Ausgangs- material abhängig sind. Um sie vergleichbar zu machen, müsste man die verschiedenen Extrakte beispielsweise auf den Gehalt an Epigallocatechingallat (EGCG) standar- disieren.

Derartige Standardisierungen sind für Lebensmittel nicht vorgeschrieben. Und, um das Ganze noch auf die Spitze zu treiben: Der Grüntee-Extrakt verwendende Hersteller eines Nahrungsergänzungsmittels kann heute mal die- sen, morgen mal jenen Extrakt verwenden, ohne dass eine Änderung seiner Zutatenliste nötig wäre.

 Rechtlicher Hintergrund

Ein Pflanzenextrakt ist ein Stoffgemisch, das durch gezielte Anreicherung cha- rakteristischer Bestandteile aus einer Pflanze oder einem Pflanzenteil unter Verwendung von Lösungsmitteln und ggf. weiteren Technologien gewonnen wird.
Nähere Definitionen gibt es im Lebensmittelbereich nur für Kaffee-Extrakte laut Kaffee-Verordnung und als rechtlich nicht bindende Leitsätze für Tee- Extrakte und Extrakte aus teeähnlichen Erzeugnissen. Letztere sind immer Extrakte auf wässriger Basis, wobei der Name der Pflanze oder des Pflanzen- teils genannt wird. Wird ein Extrakt bei der Herstellung verändert, werden be- stimmte Inhaltsstoffe angereichert oder andere entfernt, ist das zusätzlich zu erwähnen (z.B. säurearmer xy-Extrakt oder lecithinhaltiger xy-Extrakt), um sie vom „normalen" Gesamtextrakt oder anderen Extrakten der gleichen Pflanze zu unterscheiden.

! Gut zu wissen

Bei Nahrungsergänzungsmitteln mit Pflanzenextrakten
sind auch bei gleichlautenden Bezeichnungen weder die
Produkte noch die möglichen (Neben-)Wirkungen vergleichbar.
Wird ein charakteristisches Merkmal genannt, z.B. „poly-
phenolreicher Grüntee-Extrakt" muss auch die Menge an
Polyphenolen angegeben werden.

Weniger Regeln bezüglich Reinheit

Die Anforderungen an Arzneimittel sind deutlich strenger
als bei Nahrungsergänzungsmitteln. So gibt es bereits
im Vorfeld eine amtliche Prüfung auf Wirksamkeit, Unbedenklichkeit und Qualität. Zwar müssen auch Lebensmittel sicher sein, sie werden aber nicht prophylaktisch
durch eine Behörde überprüft, die Verantwortung trägt
allein der Hersteller oder Verkäufer.

Für die Arzneimittel ist zusätzlich eine positive Nutzen-
Risiko-Bilanz vorgeschrieben. Bei Nahrungsergänzungsmitteln reicht es, wenn sie nicht gesundheitsschädlich
sind. Nicht zuletzt gibt es für Arzneimittel grundsätzlich
eine Produktinformation „Beipackzettel", deren Wortlaut
vorab im Produkt-Zulassungsverfahren festgelegt wird
und wichtige Informationen zu Nebenwirkungen, Gegenanzeigen und Interaktionen mit anderen Medikamenten
enthält. Bei Lebensmitteln ganz allgemein gibt es nur
sehr selten Warnhinweise, beispielsweise bei einem hohen Koffeingehalt, bei bestimmten zugesetzten Stoffen
(z.B. cholesterinsenkenden Sterinen) oder bestimmten
Zusatzstoffen (z.B. Azofarbstoffen). Bei Nahrungsergänzungsmitteln muss sich der Hinweis finden, dass man die
tägliche Dosis nicht überschreiten darf.

Häufig fällt bei Lebensmitteln ein Regelungsbedarf überhaupt erst dadurch auf, dass Lebensmittelextrakte oder spezielle Zutaten in Form von Nahrungsergänzungsmitteln in mehr oder minder großen Mengen auf den Markt kommen und dort zu gesundheitlichen Problemen führen.

Beispiel: Schwermetalle in Ayurveda-Produkten

Es gibt es schon lange Höchstmengenvorschriften für Schwermetalle in Arzneimitteln. Mit der Verordnung von 2008 haben aber erstmals finnische Experten darauf hingewiesen, dass auf dem Markt ayurvedische Nahrungsergänzungsmittel mit einem gesundheitsschädlichen Quecksilber-Gehalt gefunden wurden. Später gab es ähnliche Funde in Deutschland, dieses Mal mit sehr hohen Blei-Werten. Bis zu diesem Zeitpunkt gab es noch keine Schwermetall-Grenzwerte für Nahrungsergänzungsmittel, die dann jedoch zügig festgelegt wurden. Mit der Verordnung (EG) Nr. 629/2008 gibt es eine Höchstmengenregelung für Blei, Cadmium und Quecksilber in Nahrungsergänzungsmitteln. Produkte, deren Gehalte höher liegen, sind seit 1. Juli 2009 europaweit nicht verkehrsfähig, dürfen hier also weder verkauft noch in die EU importiert werden. Für Arsen gibt es bisher nur einen britischen Höchstwert (⸱⸱⸱⸱➔ Kasten, Seite 25).

Beispiel: Verunreinigungen bei PC-SPES

Vor einigen Jahren wurde PC-SPES als pflanzliches Nahrungsergänzungsmittel für Patienten mit Prostatakarzinom angepriesen. Es enthielt acht verschiedene Pflanzenextrakte. Sehr kleine Studien ließen den Schluss zu, dass der Tumormarker PSA signifikant gesenkt werden könnte. Es gab jedoch auch erhebliche Nebenwirkungen. Dann stellte man allerdings fest, dass mehrere Chargen des Produkts mit verschreibungspflichtigen Arzneiwirkstoffen (Blutgerinnungshemmern, Hormonen, Antirheumatika) kontaminiert waren. Möglicherweise waren diese Kontaminationen die eigentlich wirksamen Substanzen – und die Verursacher der Nebenwirkungen. Das Original-Produkt wurde von der US-Herstellerfirma vom Markt genommen, es werden aber immer wieder Nachahmerprodukte angeboten.

Beispiel: Allergene und toxische Substanzen

Nehmen wir Ginkgo. Die Blätter enthalten stark allergene Stoffe, darunter Ginkgolsäuren, die als hochproblematisch eingestuft werden. Bei der Herstellung von als Arzneimitteln genutzten Ginkgo-Extrakten wird der Gehalt an Ginkgolsäure stark reduziert. In frei verkäuflichen Ginkgoblätter-haltigen Tees können diese jedoch enthalten sein. Schon mit einer Tasse eines solchen Tees kann unter Umständen die für ein Arzneimittel maximal zulässige Tagesdosis um mehr als das 80-fache überschritten werden. Für Lebensmittel gibt es bis heute keinen entsprechenden Grenzwert (⸱⸱⸱⸳ Kasten, Seite 25).

Beispiel: Beta-Carotin ohne Warnhinweis

Seit vielen Jahren ist bekannt, dass größere Mengen synthetisches Beta-Carotin vor allem für Raucher schädlich sein können, da sie das Lungenkrebsrisiko erhöhen. Außerdem steigt das Risiko bei bestehenden Herz-Kreislauf-Problemen. Arzneimittel mit einer Tagesdosis von mehr als 2 Milligramm Beta-Carotin müssen deshalb seit Juni 2006 einen entsprechenden Warnhinweis tragen. Medikamente mit mehr als 20 Milligramm Beta-Carotin dürfen an Raucher gar nicht mehr verschrieben werden. Für Arzneimittel, die Beta-Carotin nur als Hilfsstoff enthalten und bei deren Anwendung mehr als 2 Milligramm Beta-Carotin pro Tag eingenommen werden, wurde die Zulassung zum 1. Juli 2006 widerrufen.

Für Nahrungsergänzungsmittel gibt es eine solche Vorschrift bis heute nicht, obwohl das Bundesinstitut für Risikobewertung (BfR) schon 2005 empfohlen hatte, Beta-Carotin in Nahrungsergänzungsmitteln nur mit großer Vorsicht einzusetzen und eine Höchstmenge von

2 Milligramm Beta-Carotin pro Tagesverzehrdosis nicht zu überschreiten, egal, ob es sich um synthetisches oder natürlich gewonnenes Beta-Carotin handelt.

 Gut zu wissen

Wer sicher gehen will, dass die von ihm verwendeten Nahrungsergänzungsmittel hinsichtlich des Schwerme-tallgehalts unproblematisch sind, sollte auf Produkte zurückgreifen, die entweder nachweislich nach dem ISO 9001-Standard hergestellt wurden oder das abgebildete Prüfzeichen des Bundesverbands der Industrie- und Handelsunternehmen für Arzneimittel, Reformwaren, Nahrungsergänzungsmittel und kosmetische Mittel e.V. (BDIH) tragen, das die Einhaltung der gesetzlichen Vorga-ben zum Schwermetall-Gehalt von Nahrungsergänzungs-mitteln gewährleistet.

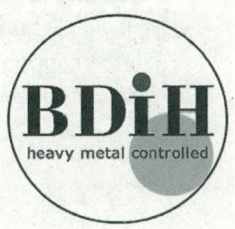

§ Rechtlicher Hintergrund

Gemäß Anlage 3 der Lebensmittel-Kennzeichnungs-Verordnung (LMKV) ist für verpackte Lebensmittel (incl. Nahrungsergänzungsmittel) eine Kennzeich-nung der 14 häufigsten Allergene auf der Verpackung vorgeschrieben. Dazu zählen glutenhaltiges Getreide, Eier, Fisch, Erdnüsse, Soja, Milch, Schalen-früchte wie Mandeln, diverse Nüsse und Pistazien, Sellerie, Senf, Sesamsa-men, Lupinen und Weichtiere sowie alle Erzeugnisse daraus incl. Verarbei-tungshilfsstoffe.

Das gilt nicht für lose Ware (oder speziell für Sie zusammengestellte Pro-dukte) und für Internetpräsentationen (dort ab Dezember 2014).

!   Gut zu wissen

Im europäischen Schnellwarnsystem für Lebensmittel tauchen regelmäßig Nahrungsergänzungsmittel auf, die mit Schwermetallen oder Pestiziden verunreinigt sind, unzulässigerweise bestrahlt wurden und (nicht genannte) illegale Substanzen enthalten. Deswegen grundsätzlich nur bei sicheren Quellen einkaufen (⤳ ab Seite 87 ff.)! Bei Produkten mit Pflanzenextrakten sollten Sie vorher mit einem Apotheker sprechen, ob möglicherweise problematische Substanzen enthalten sein können. Generell gilt: Wer krank ist und Medikamente nimmt, sollte Nahrungsergänzungsmittel nie ohne Rücksprache mit seinem Arzt verwenden.

Eine Frage der Menge

Ein Zauberwort bei sehr vielen Gesundheitsprodukten, so auch bei Nahrungsergänzungsmitteln, heißt immer wieder „hoch dosiert". Tatsächlich sind aber nicht Höchstmengen entscheidend, gefragt ist die richtige Menge. Hier wiederum muss man die Frage stellen: „Die richtige Menge wofür?" Zur Ergänzung des ganz normalen Essens für die Allgemeinbevölkerung reichen Dosierungen deutlich unterhalb der Empfehlungen der Deutschen Gesellschaft für Ernährung (DGE), die sich bei einigen Nährstoffen auch nochmals für Frauen und Männer unterscheiden. Bei bestimmten Risikogruppen, z.B. Schwangeren oder Hochbetagten, ist etwas mehr nötig. Aus präventivmedizinischer Sicht, also zur Verhütung bestimmter Erkrankungen, gibt es oft sehr viel höhere Empfehlungen, teilweise bis zum 100-fachen. Diese Werte basieren in der Regel auf Beobachtungsstudien, kontrollierte Interventionsstudien dazu gibt es nur ganz selten

(mehr Informationen dazu ab Seite 49), und wenn, dann
betreffen sie eher therapeutische Empfehlungen (Sekun-
därprävention). Und damit sind wir wieder bei der rechtlichen Definition von Nahrungsergänzungsmitteln, die ja
nicht zur Behandlung von Erkrankungen gedacht sind.

Von Paracelsus (1493–1541) stammt der auch heute noch
gültige Satz „Dosis sola venenum facit" (deutsch: Allein
die Menge macht das Gift). Gerade wenn es um den Einsatz bei (Krebs-)Erkrankungen geht, kann die richtige
Menge eines Wirk- bzw. Nährstoffs von entscheidender
Bedeutung sein. Im Vergleich mit Arzneimitteln, deren
Mengenangaben lediglich um maximal 5 Prozent nach
oben oder unten abweichen, ist das aber bei Lebensmitteln nicht so einfach; die Mengen – und das was der
Körper davon verwerten kann – können nämlich ganz
erheblich schwanken.

Kein wirklicher Verlass auf die Mengenangaben

Wer bei Lebensmitteln – egal ob diätetisch, angereichert oder Nahrungsergänzung – auf den Gehalt an
bestimmten Nährstoffen hinweist, muss hierzu auf der
Verpackung Mengenangaben machen. Das sieht dann
folgendermaßen aus:

	Nährstoffe	pro Kapsel	% der empf. Tagesdosis pro Kapsel*	Nährstoffe	pro Kapsel	% der empf. Tagesdosis pro Kapsel*	
Außerhalb der Reichweite kleiner Kinder aufbewahren.	Beta-Carotin (Provitamin A)	9,0 mg	/**	Vitamin B₁₂	1,35 µg	135 %	Verzehrsempfehlung: Täglich 1 Kapsel mit reich-lich Flüssigkeit (z.B. 1/2 Glas Wasser) schlucken.
				Vitamin C	55,5 mg	93 %	
	Vitamin B₁	2,8 mg	200 %	Vitamin E	35 mg	350 %	
	Vitamin B₂	2,2 mg	138 %	Bierhefe	30 mg	/**	
	Vitamin B₆	2,5 mg	125 %				

* gem. Nährwert-Kennzeichnungsverordnung / ** keine Empfehlung vorhanden

Allerdings können diese Werte in erheblichem Maße von
den tatsächlichen Nährstoffgehalten abweichen. Dafür
gibt es verschiedene technische Gründe. Doch wie schon
erwähnt (⸱⸱⸱⸱ Seite 18) können auch natürliche und saiso-
nale Schwankungen im Ausgangsmaterial Ursache dafür
sein.

Mit der wichtigste Grund ist aber die Instabilität von Nährstoffen. Diese können beispielsweise licht-, säure- oder
hitzelabil sein und so bei Lagerung abgebaut oder verändert werden. Da der angegebene Nährstoffgehalt aber bis
zum Ablauf des Mindesthaltbarkeitsdatums gewährleistet
sein muss, ist oftmals eine absichtliche Überdosierung
notwendig. Diese kann bis zu 50 Prozent der angegebenen Menge betragen. Bei manchen Lebensmitteln, z. B.
Fruchtsäften, kann sie sogar noch höher ausfallen.

Eine Überprüfung erfolgt im Prinzip erst zum Ablauf des
Mindesthaltbarkeitsdatums; dann muss der Gehalt innerhalb von bestimmten Toleranzen liegen.

Diese Toleranzen liegen je nach Nährstoff zwischen +/- 20
und 50 Prozent (⸱⸱⸱» folgende Tabelle) und werden auf allgemeine Lebensmittel angewendet, wozu beispielsweise
der Noni-Saft, die Stutenmilch oder das Aloe Vera-Gel
zählen. Sie sind zwar ausdrücklich nicht für Nahrungser-

Nährstoff	Tolerierte Abweichung
Ballaststoffe, mehrfach ungesättigte Fettsäuren	+/- 1,5 g
Natrium, Kalium, Chlorid, Magnesium, Calcium, Phosphor, Eisen, Zink, Vitamine (B_1, B_2, B_6, Pantothensäure, Niacin, C)	+/- 20 Prozent
Vitamine (A, D, E, Folsäure, Vitamin B_{12}, Biotin)	+/- 30 Prozent
Jod, Kupfer, Mangan, Fluorid, Selen, Chrom, Molybdän	+/- 50 Prozent

Tab. 1: Empfehlungen für tolerierte Abweichungen des Nährstoffgehalts bei Lebensmitteln von Abweichungen der Nährstoffgehalte vom deklarierten Wert zum Mindesthaltbarkeitsdatum für Lebensmittel (außer Nahrungsergänzungsmittel und EBD)
Quelle: Empfehlungen zu Toleranzen für Nährstoffschwankungen bei der Nährwert-
kennzeichnung. Positionspapier, erarbeitet von der Arbeitsgruppe Fragen der Ernährung in der GdCH, Lebensmittelchemie 63: 98, 2009

gänzungsmittel und ergänzende bilanzierte Diäten anzuwenden, trotzdem wird ein entsprechender Gebrauch
in der Praxis wohl toleriert, da es bisher weder deutsche
noch einheitliche europäischen Regelungen gibt. Überhaupt keine Regeln gibt es hierzulande für Pflanzeninhaltsstoffe, während in Belgien hierfür Abweichungen von
minus 10 Prozent oder plus 20 Prozent akzeptiert werden.

> **! Gut zu wissen**
>
> Die Mikronährstoffgehalte von Lebensmitteln können –
> insbesondere lange vor Ablauf des Mindesthaltbarkeits
> datums (MHD) – sehr viel höher sein als auf der Packung
> angegeben. Das kann – wenn es darauf ankommt, nicht
> überzudosieren – gefährlich sein. Kommt es auf die ge
> naue Dosierung an, unbedingt auf entsprechende Arznei
> mittel (Toleranzen bei +/- 5 Prozent; nicht auf das MHD
> ausgerichtet) zurückgreifen!

Ungeklärte Bioverfügbarkeit

Die Bioverfügbarkeit ist eine pharmakologische Messgröße. Sie gibt an, wie viel eines Wirkstoffs dem Körper
im Endeffekt tatsächlich zur Verfügung steht, d.h. im
Blutkreislauf oder am Wirkort ankommt. Bei Arzneimitteln, die intravenös verabreicht werden, ist die Bioverfügbarkeit definitionsgemäß 100 Prozent.

Grundsätzlich werden nur Arzneimittel zugelassen, deren
Wirksamkeit bewiesen wurde. Mit der vorgeschriebenen
Dosierung gelangt also ausreichend Wirkstoff in den
Körper.

Bei in der Nahrung enthaltenen Nährstoffen beträgt die
Bioverfügbarkeit oft weniger als 10 Prozent, da ein großer
Teil an andere Stoffe gebunden ist und damit im Darm
nicht aufgenommen werden kann. Außerdem hängt es

häufig von der Art einer chemischen Verbindung ab, wie gut sie vom Körper resorbiert werden kann. Beispielsweise wird Calcium-Carbonat schlechter aufgenommen als Calcium-Citrat. Grundsätzlich gibt es gerade in Lebensmitteln immer resorptionsfördernde und resorptionshemmende Stoffe. Eisen (aus Fleisch) kann vom Körper viel besser aufgenommen werden, wenn gleichzeitig Vitamin C (aus Obst oder Gemüse) vorhanden ist. Bestimmte Stoffe wie Oxalsäure in Spinat und Rhabarber oder Phytinsäure (Phytat) in Getreide und Soja wiederum bremsen die Aufnahme von Calcium, Magnesium oder Zink.

Was bei Arzneimitteln selbstverständlich ist, dass man nämlich über die Bioverfügbarkeit genau Bescheid weiß, findet bei Nahrungsergänzungsmitteln nur selten Berücksichtigung.

Provitamin A (Beta-Carotin) weist eine niedrige Bioverfügbarkeit (unter 3 Prozent) auf, es sei denn, es stammt aus erhitzten Lebensmitteln. Dann steigt die Bioverfügbarkeit plötzlich auf über 15 Prozent und gilt damit als hoch. Liegt reines Beta-Carotin in Öl oder in einer wasserlöslichen Dispersion vor, wird es sogar zu über 50 Prozent vom Körper aufgenommen.

Insbesondere für sekundäre Pflanzenstoffe wie (Bio)-Flavonoide, Carotinoide oder Polyphenole und für die vielen Obst- und Gemüseextrakte in Kapselform fehlt in aller Regel der Nachweis der Bioverfügbarkeit.

Für den Laien – und oft auch für Fachleute – ist also bei Nahrungsergänzungsmitteln überhaupt nicht erkennbar, wie gut oder wie schlecht eine bestimmte Nährstoffverbindung – bei gleichen Mengenangaben – vom Körper genutzt werden kann.

> **! Gut zu wissen**
>
> Gleiche Mengenangaben auf den Verpackungen bedeuten nicht automatisch, dass auch gleich viel der Produkte im Körper ankommt. Das ist abhängig von der Bioverfügbarkeit der Zutaten.

Wann ist zu viel zu viel?

Bis heute gibt es europaweit keine festgelegten Höchstmengen für die Zutaten von Nahrungsergänzungsmitteln, und zwar weder für festgelegte Nährstoffe wie Vitamine oder Mineralstoffe noch für Fettsäuren oder Pflanzenextrakte. Für die Sicherheit der Produkte ist wie bei allen Lebensmitteln der Inverkehrbringer, also meist der Hersteller, verantwortlich – niemand sonst überprüft die Sicherheit der gewählten Dosierung. Für viele Mikronährstoffe gibt es zumindest eine wissenschaftlich ermittelte Höchstmenge, die bei lebenslangem Verzehr als unbedenklich gilt. Sie wird auch als akzeptable tägliche Aufnahmemenge (Tolerable Daily Intake, TDI) oder als tolerierbare tägliche Gesamtaufnahme eines Nährstoffs (Tolerable Upper Intake Level, UL) bezeichnet. Diese kann für die Beurteilung hinzugezogen werden, gilt aber nur für gesunde Personen! Bei bestimmten Nährstoffen weiß man, dass die Spanne zwischen Gut und Böse sehr knapp bemessen ist; schon geringe Mengen mehr können zu Vergiftungserscheinungen führen. Zu diesen Mikronährstoffen zählen, so das Bundesinstitut für Risikobewertung (BfR), die in der Tabelle 2 auf Seite 32 genannten. Das sind insbesondere Mineralstoffe und Spurenelemente. Trotzdem werden vor allem im Internet immer wieder Nahrungsergänzungsmittel mit diesen Stoffen angeboten, die viel zu hoch dosiert sind. Gerade bei diesen sollte unbedingt Abstand von Selbstexperimenten genommen werden und eine zusätzliche Nährstoffzufuhr mit dem Arzt abgesprochen werden.

Vitamine, Mineralstoffe, Spurenelemente
Vitamin A
Beta-Carotin
Vitamin D
Niacin (in Form von Nicotinsäure)
Natrium (als Kochsalz)
Kalium (als NEM)
Calcium
Eisen
Jod
Fluorid (unter Umständen)
Zink
Selen (unter Umständen)
Kupfer
Mangan

Tab. 2: Vitamine, Mineralstoffe und Spurenelemente, eingestuft in die höchste von drei Risikokategorien Quelle: BfR: Verwendung von Vitaminen in Lebensmittel – Toxikologische und ernährungsphysiologische Aspekte, 2004, Seite 23.

Die Nährstoffmengen, die das BfR für Nahrungsergänzungsmittel für akzeptabel hält, stehen in der folgenden Tabelle 3. Von Kupfer, Mangan, Eisen, Fluorid, Natrium und Chlorid wird ganz abgeraten. Aber: Für viele Zutaten gibt es derartige Einschätzungen nicht. Wenn Sie sich für die empfohlenen täglichen Aufnahmemengen der Deutschen Gesellschaft für Ernährung (DGE) für gesunde Erwachsene (nicht für Kranke oder Reha-Patienten) interessieren, finden Sie diese im Anhang auf Seite 144.

Nährstoff	Vorschlag für Höchstmenge in Nahrungsergänzungsmitteln	Bemerkungen
Vitamin A	400 µg (Erwachsene)	200 µg für Kinder zwischen 4 und 10 Jahren
Beta-Carotin	2 mg	
Vitamin D[1]	5 µg	Für Personen ab 65 Jahre:10 µg
Vitamin E (Äquivalente)	15 mg	
Vitamin K	80 µg	
Vitamin B1	4 mg	
Vitamin B2	4,5 mg	
Niacin	17 mg	keine Verwendung von Nicotinsäure
Vitamin B6	5,4 mg	
Folat-Äquivalente	400 µg (als Folsäure)	
Pantothensäure	18 mg	
Biotin	180 µg	
Vitamin B12	3-9 µg	
Vitamin C	225 mg	
Kalium	500 mg	
Calcium	500 mg	
Phosphor	250 mg (als Phosphat)	
Magnesium	250 mg	ggf. auf 2 Einzeldosen aufteilen
Jod	100 µg	
Zink	2,25 mg	nicht für Kinder und Jugendliche bis zum vollendeten 17. Lebensjahr
Selen	25-30 µg	
Chrom	60 µg	
Molybdän	80 µg	nicht für Kinder bis einschließlich 10 Jahre

[1] Diese 5 µg könnten sich erhöhen, da sich die empfohlenen Mengen (⸱⸱⸱⸱> Referenzwerte, Seite 144) 2012 erhöht haben.

Tab. 3: Vorgeschlagene Höchstmengen pro Tag für die Verwendung von Vitaminen und Mineralstoffen in Nahrungsergänzungsmitteln

Quelle: BfR: Verwendung von Vitaminen in Lebensmitteln – Toxikologische und ernährungsphysiologische Aspekte, 2004, Seite 24.

Im Rahmen der orthomolekularen Therapie werden oft sehr viel größere Mengen (bis zum 20-fachen) einzelner Nährstoffe eingesetzt. Meist handelt es sich um Antioxidantien wie Selen, Vitamin C oder E, aber auch um Stoffe wie Zink oder Vitamin D. Dafür trägt aber ein Arzt oder Heilpraktiker (⸱⸱⸱➔ Seite 136) die Verantwortung, sorgt für eine kontinuierliche Überwachung nötiger Parameter. Ein solcher Einsatz erfolgt am ehesten nach der Operation eines Tumors, weniger häufig bei einer Chemotherapie. Auf gar keinen Fall sind derartig hohe Dosierungen für eine selbst „verordnete" Supplementierung geeignet.

! Gut zu wissen

Vor allem Nahrungsergänzungsmittel aus dem Ausland können auch bei schnell toxisch wirkenden Nährstoffen sehr hoch dosiert sein. Zwar trägt der Hersteller die Verantwortung für die Sicherheit, aber wo wollen Sie im Ernstfall klagen und wie wollen Sie beweisen, dass das Produkt Schuld ist an Ihren Gesundheitsproblemen?

Typische Fehleinschätzungen

Über eine wichtige Fehleinschätzung haben wir bereits im vorherigen Kapitel berichtet und sie wie folgt geradegerückt: Nahrungsergänzungsmittel unterliegen keinem Zulassungsverfahren und keiner behördlichen Überprüfung auf Wirksamkeit und Sicherheit. Im Folgenden möchten wir weitere Fehleinschätzungen unter die Lupe nehmen.

Natürlich ist sicher? Nein!

Die zweite wichtige Fehleinschätzung lautet immer wieder, dass Natürlichkeit gleichbedeutend ist mit Sicherheit. Dass das ins Reich der Märchen gehört, wird sofort klar, wenn man an typische Giftpflanzen wie Fliegenpilz oder Tollkirschen denkt. Und wer noch weiß, dass Getreide früher oft mit Mutterkorn – einem für Menschen und Tiere gefährlichen Pilz – verunreinigt war, wird heute für die moderne Getreidereinigung dankbar sein. Und fast jeder hat auch schon davon gehört, dass vor allem falsch gelagerte Nüsse häufig mit Aflatoxinen (krebserregenden Giften), belastet sind, die durch bestimmte Schimmelpilze gebildet werden.

Etwas ist gut – mehr ist besser? Nein!

Die dritte Fehleinschätzung bezieht sich auf die Menge. Sicherlich haben auch Sie schon den Spruch „Etwas ist gut – mehr ist besser" gehört. Dass diese Einschätzung gerade bei Nahrungsergänzungsmitteln (und auch bei Arzneimitteln) völlig falsch ist, ja sogar gefährlich sein kann, konnten Sie ja schon im Abschnitt „Eine Frage der Menge" (⇢ Seite 26) nachlesen.

Sicher, weil seit Jahrhunderten genutzt? Nein!

Und auch ein langjähriger Gebrauch ist kein Beleg für Sicherheit – eine weitere häufige Fehleinschätzung. Natürlich werden beispielsweise bestimmte Gewürze oder Pflanzen oft seit vielen Jahrhunderten oder gar Jahrtausenden verwendet. Das sagt aber nichts über die eingesetzten Mengen oder die Art der Zubereitung aus. Auch können sich seitdem die Pflanzensorten geändert haben.

Beispiel: Zimt

Zimt ist auch in Europa – in kleinen Mengen und vor allem in der kalten Jahreszeit – ein beliebtes Gewürz. Das bedeutet aber nicht zwangsläufig, dass es unproblematisch ist, jeden Tag mehrmals einen halben Teelöffel Zimt in Kapselform zu sich zu nehmen. Da gibt es eben Inhaltsstoffe wie Zimtaldehyde, die in größeren Mengen schon bei Gesunden zu unerwünschten Reaktionen führen können. Und es sind Sortenunterschiede vorhanden: So enthält der meistens erhältliche Cassia-Zimt einen sekundären Pflanzenstoff namens Cumarin, der auch getrocknetem Waldmeister und frischem Heu seinen würzigen Geruch verleiht, in größeren Mengen aber gesundheitsgefährdend ist. Sogenannter Ceylon-Zimt enthält diesen Stoff nicht.

Beispiel: Basilikum

Ähnliches ist auch von Basilikum bekannt – lecker zusammen mit Tomaten und Mozzarella – enthält es doch einen Stoff namens Estragol. In der Volksheilkunde wird Basilikum gerne als Teezubereitung bei Appetitlosigkeit, Blähungen und Völlegefühl verwendet, aber auch zum Gurgeln bei Halsentzündungen genutzt. Wegen der möglichen Gefahren durch das enthaltene Estragol (im Tierversuch krebserregend und genverändernd) gilt es jedoch nach der Monografie der Kommission E (⸱⸱⸱⟶ Seite 19) in Arzneimittelform als nicht vertretbar. In kleinen Mengen und als Küchenkraut frisch oder getrocknet gegessen ist gegen Basilikum nichts einzuwenden; bei Tees (auch als Bestandteil von Kräutertee) ist Vorsicht angeraten. Hier sollte man beim Hersteller nachfragen, inwieweit dieser sicherstellt, dass weder Methyleugenol noch Estragol in den Aufgüssen seiner Tees enthalten sind.

Tomatenextrakt ist wie Tomate? Nein!

Die Wirkung von Isolaten entspricht nicht zwangsläufig der von Lebensmitteln. Zum einen ist längst nicht immer bekannt, welches tatsächlich der wirkende Stoff ist (⸱⸱⸱> Seite 38 Beispiel Lykopin), zum anderen wirken viele Stoffe in ihrem natürlichen Verbund, man sagt auch „in der natürlichen Matrix", ganz anders. Isst man normale Lebensmittel, werden die sekundären Pflanzenstoffe, um die es sich bei den Isolaten (oder Extrakten) üblicherweise handelt, in kleinen Mengen zusammen mit anderen, natürlich enthaltenen Stoffen aufgenommen. Das unterscheidet sich unter Umständen erheblich von einem gewonnenen Extrakt oder Isolat. Letzteres enthält im Vergleich zum normalen Lebensmittel – der Tomate – andere, meist viel größere Mengen dieses bestimmten Stoffs – Lykopin. Zusätzlich können auch noch andere wirkende Stoffe, z.B. weitere Carotinoide, isoliert worden sein, während andere Inhaltsstoffe jetzt fehlen. Die Mengenverhältnisse der einzelnen Wirkstoffe zueinander können dadurch verschoben sein, aber auch die zu anderen für die Wirkung wichtigen Inhaltsstoffe. Das können beispielsweise solche sein, die eine Aufnahme in den Körper, die Umwandlung von einer inaktiven in eine aktive Form des Stoffs, die Wirkung am Wirkort selber oder aber den späteren Abbau und die Ausscheidung aus dem Körper fördern oder bremsen können. Nicht zuletzt können einzelne dieser vielen Stoffe auch durch den jeweiligen Herstellungsprozess verändert und damit unbrauchbar gemacht oder in ihrer Wirkung potenziert worden sein.

Beispiel: Lykopin

In mehr als 35 Studien konnte eine deutliche Beziehung zwischen einem hohem Tomatenverzehr und daraus resultierenden Lykopin-Blutspiegeln und einem geringeren Krebsrisiko gefunden werden. Am deutlichsten ist diese Beziehung bei Prostata-, Lungen- und Magenkrebs. Aber auch Krebsgeschwülste der Speiseröhre, des Darms, der Brust und des Gebärmutterhalses traten bei einem höheren Lykopin-Spiegel im Blut vergleichsweise seltener auf. Dabei unterdrücken Tomatenprodukte in der frühen Phase der Krebsentstehung die Umwandlung vorgeschädigter Zellen zu Krebszellen. Aber: Die Einnahme von isoliertem Lykopin anstelle von Tomatenprodukten zeigte keinen Effekt. Jetzt vermutet man, dass der Lykopin-Spiegel nur ein Marker für andere gesundheitsfördernde Stoffe ist, die gleichzeitig mit Lykopin in der Nahrung vorkommen. Das spricht für eine Lykopin-Aufnahme mit natürlichen Lebensmitteln (Tomaten mit Schale!, Tomatenprodukten wie -mark, -püree, -saft oder -soße, Wassermelonen, rosa Grapefruits, Papayas, Guaven) und gegen Supplemente!

Die Rolle der Medien

Das Interesse an besonderen Lebensmitteln oder Supplementen gegen Krebs wird auch durch Medienberichte geweckt. Sie haben meist zur Folge, dass am Ernährungsberatungstelefon der Verbraucherzentralen vermehrt Fragen nach Hagebuttenkapseln, Himbeerextrakten, Chilipulver, Brokkolisaft oder Polyphenolen in Bitterschokolade gestellt werden.

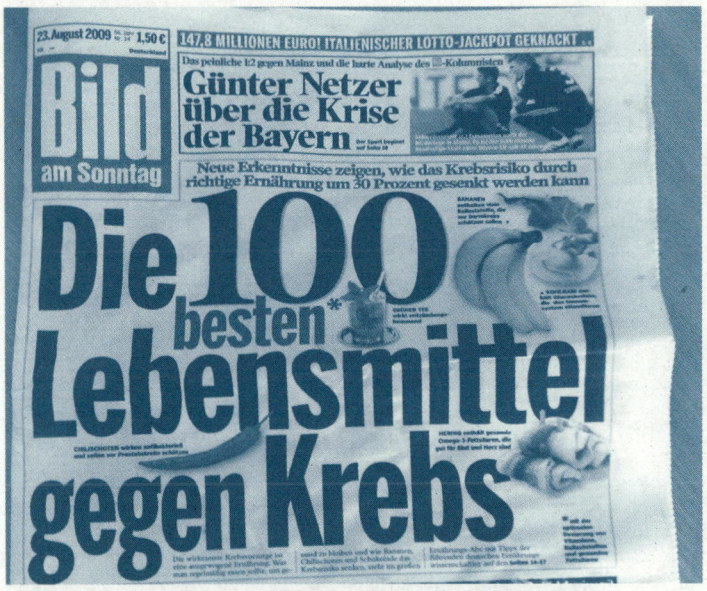

Tatsächlich gehören angebliche Wunderdrogen bei Krebs seit Jahren zu den zugkräftigsten Themen deutscher Illustrierten, was den „Spiegel" bereits 1967 zu einem entsprechenden Artikel über die Berichtspraktiken verschiedener Illustrierten veranlasste (⸱⸱⸱⸢ Seite 40) und was sich nahezu unverändert bis heute durch die Medien zieht.

Die Bewerbung von einzelnen Stoffen über Publikumszeitschriften, Talkshows, Ratgeber-Bücher oder via Internet-Foren ist eine besonders häufig verwendete Werbestrategie für Mode-Wirksubstanzen. Die Substanzen gelten dadurch sehr schnell als besonders gesund und die angeblichen Wunderwirkungen werden ohne Beweise immer weiter verbreitet, bis auch der letzte Verbraucher davon gehört hat. Zu solchen Mode-Wirksubstanzen zählen wir derzeit Lebensmittelinhaltsstoffe wie Açaí, Aloe vera, Apfelessig, Aronia, Ginseng, Granatapfel, Grüntee, Holunder, Kombucha, Lichtwurzel (Yams), Mangostan, Noni, Nopal oder Shiitake. Schon eine kurze Recherche

Exkurs

„Im Januar 1953 berichtete ‚Revue' in einer Serie (‚Männer, die den Krebs besiegen') über das Krebsheilmittel ‚Carcin' des Exil-Russen Dr. Jakob Pawlotzky (120.000 angeblich ‚dauernd Geheilte'). Im Juni 1961 kündete die ‚Bunte Illustrierte' aus Rivera (Uruguay) von einem ‚neuen Mittel gegen Krebs' (‚Lisado de Corazón'). Im November 1963 begann wiederum die ‚Bunte Illustrierte' eine Artikelserie über ‚Bamfolin', ein aus Bambusgras extrahiertes Wundermittel aus Japan.

Keines der in so überschwenglichen Tönen gerühmten Zaubermittel hielt, was die Anpreisungen versprochen hatten – außer, daß solche Berichte die Auflagen-Ziffern der betreffenden Blätter günstig beeinflußten.

Diesmal eröffnete ‚Quick', vor nunmehr zweieinhalb Monaten, den Reportagen-Reigen um die ‚Zauberformel CH 23'. Anfang April griff die ‚Neue Revue' das Thema auf – und wieder sind dem angeblichen Medizin-Wunder all jene Ingredienzen eigen, die schon die früheren Kampagnen dieser Art kenntlich machten:

Wie stets betrachten sich die Erfinder als Außenseiter, verfemt und verkannt von der sogenannten Schulmedizin.

Wie immer wird die Droge aus seltenen Pflanzen gewonnen, deren zauberische Wirkkraft schon von Hirten, Bauern und Kräuterweiblein überliefert ist.

Wie immer wird die chemische Zusammensetzung des Medikaments geheimgehalten."

Und wie immer wurden Menschen, die von ihren „Ärzten schon aufgegeben" waren, von Krebs „geheilt".

Quelle: Der Spiegel 21/1967, Seite 150-151.

bei Internet-Buchhändlern ergibt jeweils eine Vielzahl von
zu diesem Zeitpunkt angebotenen Ratgeber-Büchern zu
diesen Substanzen.

Und bereits die Titel der Ratgeber versprechen eine hei-
lende Wirkung der beschriebenen Stoffe – Aussagen,
die laut Lebensmittelgesetz (§ 11 LFGB) für die entsprechenden Lebensmittel nicht getätigt werden dürfen!
Durch die Vorarbeit der Medien sind Verbrauchererwar-
tung und Patientenhoffnung aber bereits geweckt.

Von Prominenz und Schleichwerbung

Leider scheuen sich auch Prominente nicht, Werbung zu
machen. Im Jahr 2000 warb ein bekannter Schauspie-
ler für Galavit®, welches bei ihm einen Prostatatumor
geheilt haben sollte. Dass dies ein Lügenmärchen war,
flog erst 2001 auf. Auch Pastor Fliege warb in (s)einem
Gesundheitskatalog: „Aus meiner Sendung weiß ich: [...]
Dass sie [Aloe] mit Zucker und Alkohol gemischt auch
gegen Krebs wirken soll, wird in Brasilien erzählt."; diese
Behauptung kursiert bis heute auf diversen Internetseiten, mit Ausschnitten aus „Fliege-TV", in Fernsehinter-
views mit Prof. Bankhofer etc.

Im öffentlich-rechtlichen Fernsehen ist man inzwischen
sensibilisiert für Schleichwerbung. So wurde, zumindest
zeitweise, die Zusammenarbeit einzelner Sender mit
bestimmten Moderatoren wegen (des Anscheins von)
Schleichwerbung beendet. Bekannt wurde beispielsweise
2007 die PR-Tätigkeit von Andrea Kiewel für Weight Wat-
chers® oder die Verbindung von Hademar Bankhofer zu
MCM Klosterfrau® 2008.

Auch das schützt allerdings nicht davor, dass sich selbst
ordentlich arbeitende Redaktionen durch Titel oder Po-

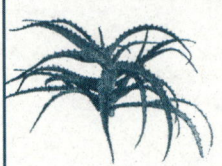

Aloe Vera ist eine Wüstenlilie und wird schon seit einigen tausend Jahren in verschiedenen Kulturen geschätzt. Sie wächst in Afrika, Mittel- und Südamerika, im Süden der USA und in Mittelmeergebieten mit heißen, trockenen Sommern und milden Wintern. Das breite Spektrum an Mineralien, Aminosäuren, Enzymen und Polysacchariden dieser wertvollen Pflanze hat einen vitalisierenden, nährenden und harmonisierenden Einfluss auf den ganzen Körper.

Aus meiner Sendung weiß ich:

Es gibt Menschen, die ihre Sporiasis und ihre Neurodermitis in den Griff bekamen. Diabetiker konnten ihre Insulindosis reduzieren. Dass sie mit Zucker und Alkohol gemischt auch gegen Krebs wirken soll, wird in Brasilien erzählt.

Eine Kapsel enthält:
470 mg Aloe Vera (Aloe Vera Barbadensis, 100% reines Blattpulver).

100 Kapseln

Empfohlene Dosierung:
Erwachsene nehmen 1 Kapsel täglich, am besten zu einer Mahlzeit.

Art. Nr. f 7006   **€ 17,95**

F 5

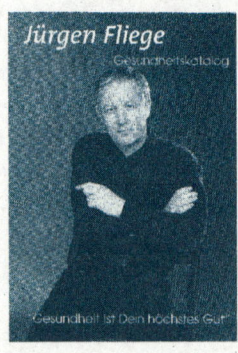

Quelle: Jürgen Fliege, Gesundheitskatalog; Seite F5, 2003

pularität blenden lassen und vergessen, die Aussagen der Experten zu hinterfragen, zu überprüfen, wie wissenschaftlich fundiert die Erkenntnisse wirklich sind.

Prof. Dr. Gerd Antes ist Leiter des deutschen Cochrane-Zentrums. Es gehört zu einem weltweiten Netz von Wissenschaftlern, die medizinische Studien bewerten und so zur Qualitätssicherung in der Medizin beitragen. Er äußerte sich in der Süddeutschen Zeitung vom 1. August 2008 dazu folgendermaßen: „Das eigentliche Ärgernis besteht aber in der systematischen Fehlinformation von Zuschauern und Lesern, denen Bankhofer über Jahre hinweg absurde, durch keine wissenschaftlichen Grundlagen gestützte Empfehlungen gegeben hat. Wie konnte es dazu kommen? Doch nur durch die Verletzung simpelster journalistischer Sorgfaltspflichten seitens vieler Redaktionen, durch gedankenloses Anhimmeln eines professoralen Experten [...]."

Rechtlicher Hintergrund

Die EU-Fernsehrichtlinie (89/552/EWG, geändert durch 97/36/EG und 200765/EG) und der im April 2010 in Kraft getretene 13. Rundfunkänderungsstaatsvertrag definieren Schleichwerbung als „die Erwähnung oder Darstellung von Waren, Dienstleistungen, Namen, Marke oder Tätigkeiten eines Herstellers von Waren oder eines Erbringers von Dienstleistungen in Sendungen, wenn sie vom Veranstalter absichtlich zu Werbezwecken vorgesehen ist und die Allgemeinheit hinsichtlich des eigentlichen Zwecks dieser Erwähnung oder Darstellung irreführen kann. Eine Erwähnung oder Darstellung gilt insbesondere dann als zu Werbezwecken beabsichtigt, wenn sie gegen Entgelt oder eine ähnliche Gegenleistung erfolgt".
Der Europäische Gerichtshof (EuGH) hat mit Urteil vom 9. Juni 2011 (AZ C-52/10 WRP 2011, 1052) klargestellt, dass unzulässige Schleichwerbung auch dann vorliegen kann, wenn kein Geld bezahlt oder eine ähnliche Gegenleistung erbracht wird.

Wenn Wissenschaftler Geld machen wollen

Aufsehenerregende Thesen oder wissenschaftliche Erkenntnisse schaffen es besonders schnell auf die Titelseiten der großen Boulevardzeitungen und Illustrierten. Oft steckt aber auch nur eine Art Win-Win-Spiel dahinter. Die Zeitung bekommt einen tollen Bericht und bewirbt damit gleichzeitig das neue Buch eines geschäftstüchtigen Wissenschaftlers, der häufig ganz zufällig auch noch eine Firma hat, die die dazu passenden Nahrungs(ergänzungs)-mittel vertreibt, oder an dieser beteiligt ist. Beispiele dafür sind die (wissenschaftlich umstrittene) (Anti-)Krebs-Diät nach Dr. Coy mit einigen Titelstories oder auch die Schlank-im-Schlaf-Diät nach Dr. Pape mit dem Schlank-im-Schlaf-Shop. In der Regel wird basierend auf echter Wissenschaft eine Idee oder eine Theorie weiterentwickelt, für die dann zwar die wissenschaftliche Anerkennung fehlt, die aber so populär gemacht wird, dass sie buchstäblich in aller Munde ist. Und mit neuen Büchern gibt es auch eine neue Titelstory – so hieß es 2007 „Traumhaft schlank im Schlaf", 2010 „Schlank im Schlaf für Berufstätige", 2011 „Das neue Schlankwissen".

! Gut zu wissen

Laut Lebensmittelrecht (§ 12 LFGB) sind für Nahrungsergänzungsmittel Hinweise auf ärztliche Empfehlungen oder ärztliche Gutachten, Krankengeschichten oder Hinweise auf solche, Äußerungen Dritter, insbesondere Dank-, Anerkennungs- oder Empfehlungsschreiben, soweit sie sich auf die Beseitigung oder Linderung von Krankheiten beziehen, sowie Hinweise auf solche Äußerungen sowie bildliche Darstellungen von Personen in der Berufskleidung oder bei der Ausübung der Tätigkeit von Angehörigen der Heilberufe, des Heilgewerbes oder des Arzneimittelhandels verboten.

Schlechte Werbung für wahre Wissenschaft

Und selbst echte wissenschaftliche Studienergebnisse können ziemlich schnell zu ziemlichem Blödsinn mutieren. So konnte 2005 durch einen ganz bestimmten Extrakt einer ganz bestimmten unfermentierten Teesorte bei einer ganz bestimmten gentechnisch veränderten Mäuserasse ein ganz bestimmtes Gen so manipuliert werden, dass diese Mäuse selbst bei hochkalorischer Nahrung nicht übergewichtig wurden. Daraus entstand dann bei einer großen Tageszeitung die eingängige Schlagzeile „Grüntee macht schlank" und nur wenige Wochen später konnte man in vielen Geschäften die „konzentrierte Kraft des grünen Tees" in Kapselform kaufen. Bis heute finden sich Werbeanzeigen für Grünteekapseln von Drogeriemärkten, die „hoffen, dass wir Ihnen [...] fachgerecht helfen können", und gleichzeitig mit Aussagen wie „Grüntee Extrakt verringert die Körperfettansammlung" oder „Grünteeextrakt beugt Übergewicht durch Überernährung vor" werben.

Dabei war zu keiner Zeit die Rede davon, dass es Studien an Menschen gegeben hätte, es gab überhaupt keine Hinweise auf die Art des Extrakts und die benötigte Dosis und schon gar nicht irgendwelche Untersuchungen mit einem der vielen angebotenen Produkte. Aber es wurde Aufmerksamkeit erzeugt und es wurde wieder einmal suggeriert, dass niemand etwas an seinem Lebensstil ändern muss, dass es bequeme Lösungen zu kaufen gibt. Schön wär's!

Der neueste Trend in dieser Richtung heißt übrigens „braunes Fett macht schlank", gefolgt von „der braune Schlankmacher". Eigentlich geht es dabei um physiologische Funktionen des braunen Fettgewebes, doch eingängiger zur Vermarktung ist der Slogan „Fett mit Fett bekämpfen", was wiederum (von den Wissenschaftlern sicherlich ungewollt) LowCarb-Diäten (und den Absatz entsprechender Ratgeber und Produkte) fördert.

2010 wurden erste Ergebnisse einer Humanstudie zum Effekt von Leinsamen bei Prostatakrebs vorgestellt. Die Forscher stellten fest, dass sich die Krebszellen bei den Männern, die im Monat zuvor Leinsamen eingenommen hatten, langsamer teilten als in den anderen Gruppen. Geholfen hat es nicht, auch ihnen musste die Prostata entfernt werden. Aber: Seitdem kursiert der Slogan durchs Internet „Leinsamen kann Prostatakrebs-Wachstum verringern" oder kürzer: „Leinsamen hilft gegen Krebs".

Tatsächlich wird – zumindest unserer Wahrnehmung nach – immer häufiger versucht, durch sensationell aufgemachte Ergebnisse Aufmerksamkeit zu erregen. Damit wird Öffentlichkeit erreicht, Arbeitsgruppen haben bessere Chancen auf öffentliche oder industrielle Förderung, Zeitungen haben bessere Auflagenzahlen. Aber: so wird auch schnell aus einer an sich wissenschaftlich korrekten Meldung eine zerstörte Hoffnung.

Seriöse Informationen zu vielen als hilfreich bei Krebs beworbenen Nahrungsergänzungsmitteln sind beispielsweise beim Deutschen Krebsinformationsdienst oder dem amerikanischen National Cancer Institute erhältlich (⋯⇥ Seite 101 ff.).

ⓘ ⋯⇥ www.krebsinformation.de

ⓘ ⋯⇥ www.cancer.gov

ⓘ ⋯⇥ www.mskcc.org/mskcc/html/11570.cfm

Können Nahrungsergänzungsmittel wirken?

Für Patienten und Laien gehört die Verwendung von Nahrungsergänzungsmitteln bei Erkrankungen zu einer Art „sanften Medizin". Verstanden werden darunter meist eine naturheilkundliche und eine nebenwirkungsarme Medizin. Gerechtfertigt ist eine solche Gleichsetzung weder in die eine noch in die andere Richtung. So gibt es Naturheilverfahren, die nicht unbedingt sanft in der Anwendung sind, und auch solche, die zu heftigsten Nebenwirkungen führen können.

Gleichzeitig gibt es viele Vorurteile, ebenfalls in beide Rich-
tungen. Überzeugte Anhänger von Naturheilverfahren halten
diese in jedem Fall für wirksam, überzeugte Gegner sind der
Meinung, dass alle diese Methoden auf Placebo-Effekten
beruhen und nichts taugen. Wie so oft, heißt es auch hier
„es kommt darauf an". Tatsächlich kann man die Wirksamkeit mancher „Therapie" nicht mit den heute gültigen
wissenschaftlichen Methoden beweisen, oft schon aus me-
thodischen Gründen, weil es beispielsweise keine Kontrollgruppe gibt oder eine Blindstudie (⸱⸱⸱ Kasten) unmöglich ist.
Diese Verfahren werden als „Erfahrungsheilkunde" bezeichnet, da sie sich häufig auf subjektive Erfahrungsberichte an
einzelnen Patienten stützen.

! Gut zu wissen

Bei der Blindstudien-Experimentform wissen die Ver-
suchspersonen nicht, ob sie der Experimental- oder
der Kontrollgruppe angehören. Letztere bekommt eine
Scheinbehandlung oder ein Placebo anstelle der zu un-
tersuchenden Therapie. Diese „Unwissenheit" sorgt dafür, dass ihre Erwartungen und Verhaltensweisen keinen
Einfluss auf das Experiment haben. Blindstudien sind
in der medizinischen und psychologischen Forschung
besonders weit verbreitet und für die Ergebnissicherheit/
Evidenz (⸱⸱⸱ Seite 52) wichtig. Eine Steigerung davon sind
Doppelblindstudien. Da wissen weder der behandelnde
Arzt noch der Patient, wer welcher Gruppe angehört.

Warum Erfahrungsmedizin?

Die Methoden und eingesetzten Produkte haben keine wissenschaftliche bzw. naturwissenschaftliche Basis. Oft gibt es aber eine pseudowissenschaftliche Grundlage, die auch recht plausibel erscheint: So soll der Krebs ausgehungert oder der Tumor von innen heraus vergiftet werden, sich das psychische Gleichgewicht wieder einstellen und so die Selbstheilungskräfte des Körpers gestärkt werden. Oft liegt der Mangel an Wissenschaftlichkeit darin, dass die Mittel und Wege aus Ländern stammen, in denen die medizinische Versorgung auf „traditionellen" Heilverfahren (Medizinmann-Wissen) beruht und die nach den Maßstäben der modernen westlichen Medizin eigentlich nötigen Nachweise bisher nicht erbracht wurden.

Das macht aber gleichzeitig oftmals den Reiz alternativer Methoden insbesondere für Patienten aus – die Hoffnung auf altes Wissen, von dem der schulmedizinisch ausgebildete Arzt vielleicht noch nichts gehört hat. Prof. Rudolf Joss, ein bekannter Onkologe aus der Schweiz, geht davon aus, dass 50 bis 80 Prozent der Krebspatienten zu irgendeinem Zeitpunkt ihres Krankheitsverlaufes Kontakt mit alternativen Heilanwendungen haben.

In einer schon 20 Jahre zurückliegenden Untersuchung aus der Schweiz war der wesentliche Grund dafür bei 51 Prozent der Krebspatienten der Wunsch, selbst aktiv etwas gegen die Krankheit tun zu können. Die weiteren Gründe waren für 36 Prozent der Einbezug der Psyche, für 28 Prozent „Wundererzählungen", 23 Prozent sahen darin mehr Ganzheitlichkeit, 19 Prozent eine „sanftere Medizin", 15 Prozent ihre letzte Hoffnung. Für die wenigsten war eine Abneigung gegen die Schulmedizin, Medikamente oder Operationen der Grund für einen solchen Versuch.

Wer heilt, hat Recht?

Erfahrungsheilkunde kann für Nahrungsergänzungsmittel allerdings nicht geltend gemacht werden. Hier sind Nutzen oder Schaden nach wissenschaftlichen Regeln zu bewerten, und zwar einfach deswegen, weil es machbar ist. Ist das nicht gewünscht oder gewollt, sind entsprechende Aussagen oder Bewerbungen zu unterlassen.

Ein Problem ist häufig, dass nüchtern vorgestellte Standardtherapien dem Kopf völlig klar sind, während alternative Verfahren und „natürliche Produkte" die Gefühle und damit den Bauch ansprechen und dieser oft entscheidet. Sie als Betroffener oder Angehörige sollten daher in der Lage sein, Äpfel mit Äpfeln zu vergleichen. Das geht am besten, wenn man die zu berücksichtigenden Maßstäbe zur Hand hat.

 Rechtlicher Hintergrund

In den Artikeln 5 und 6 der EU-Verordnung über gesundheitsbezogene Angaben (VO (EG) 1924/2006) heißt es dazu sinngemäß, dass entsprechende Angaben nur zulässig sind, wenn

- sie sich auf allgemein anerkannte wissenschaftliche Nachweise für eine positive ernährungsbezogene oder physiologische Wirkung stützen und durch diese abgesichert sind,
- die Substanz, für die die Angabe gemacht wird, in nach allgemein anerkannten wissenschaftlichen Nachweisen in ausreichender Menge enthalten ist,
- die Substanz in einer für den Körper verfügbaren Form vorliegt,
- die dafür nötige Menge der Substanz mit dem Produkt auch vernünftigerweise verzehrt werden kann.

Im Erwägungsgrund Nr. 23 der Verordnung heißt es zusätzlich „Gesundheitsbezogene Angaben sollten für die Verwendung in der Gemeinschaft nur nach einer wissenschaftlichen Bewertung auf höchstmöglichem Niveau zugelassen werden. Damit eine einheitliche wissenschaftliche Bewertung dieser Angaben gewährleistet ist, sollte die Europäische Behörde für Lebensmittelsicherheit solche Bewertungen vornehmen."

Es gibt nun einmal keine logische Begründung dafür, warum ein chemisch hergestelltes Medikament anders zu bewerten ist als zum Beispiel ein pflanzliches. Konsequenterweise müssen Sie dabei die nachgewiesenen Wirkungen, mögliche Neben- und Wechselwirkungen und das Nutzen-Risiko-Verhältnis berücksichtigen. Vor allem von den Produktherstellern stehen nur selten ausreichend Informationen zur Verfügung. Ein lapidarer Satz wie „xy ist eine Nahrungsergänzung und kein Arzneimittel. Neben- oder Wechselwirkungen sind daher nicht vorhanden" sollte Sie inzwischen stutzig machen.

Ein beliebter Trick, um eine Überprüfung unmöglich zu machen und selbst Misserfolge plausibel zu erklären ist die Behauptung, die Methode werde laufend „angepasst".

„Wer heilt, hat Recht" gilt nur dann, wenn es nachprüfbare Beweise für die angeblichen Therapieerfolge oder Heilungen gibt. Und diese existieren für die wenigsten „Wirkstoffe", geschweige denn für die mit diesen Zutaten angebotenen Nahrungsergänzungsmittel.

Aber auch wenn Wirkbelege und Studien genannt werden, sollten Sie sich diese ruhig einmal genauer anschauen.

Der weite Weg von Tierversuchen und Zellstudien bis zum wirksamen Produkt

Idealerweise gibt es zu einem Produkt mehrere wirklich gute Studien am Menschen, die die gewünschte Wirkung zeigen. Leider ist das in der Praxis nicht so einfach, wie die vielen Antragsteller erfahren mussten, die versucht haben, die Europäische Lebensmittelsicherheitsbehörde (⤑ Seite 49) von der Wirksamkeit ihrer Produkte zu überzeugen, um entsprechend werben zu dürfen. Viele scheiterten schon damit, dass ihre Substanzen nicht genau genug beschrieben waren. Bei anderen gab es nur Untersuchungen an Zellkulturen. Diese eignen sich zur Entwicklung biochemischer Theorien und können erste Erkenntnisse liefern, mehr aber nicht. Um Ergebnisse aus Tierversuchen verwenden zu können, muss zunächst einmal der tierische Stoffwechsel für diese spezielle Substanz dem des Menschen ähneln. Untersuchungen zum Vitamin C beispielsweise kann man nicht mit Kaninchen oder Hunden machen, da diese selbst Vitamin C herstellen können. Hier müsste man auf Meerschweinchen oder Affen zurückgreifen. Derartige Versuche werden vor allem für Studien zur Toxizität (= Giftigkeit) von Stoffen gemacht – das ist am Menschen schlecht möglich. Die Ergebnisse werden dann auf Kilogramm Körpergewicht bezogen und unter Einbezug von Sicherheitsfaktoren von 100 oder sogar 1000 abgeleitet.

Trotzdem werden für viele Nahrungsergänzungsmittel als Wirksamkeitsbeleg Tierstudien oder sogar nur (angebliche) Tierbeobachtungen herangezogen. Dazu gehört auch das 1992 in den USA erschienene Buch „Sharks don't get cancer" (deutscher Titel: „Warum Haie gegen Krebs immun sind"), welches letztendlich die Einnahme von Haifischknorpelmehl propagiert. Dabei stimmt nicht einmal die Grundannahme – Haie können nämlich sehr wohl Krebs bekommen. Der einzige echte Effekt ist bedauernswert: Durch die hohe Absatzrate von Haifischpräparaten bei Krebspatienten sowie bei an Arthrose oder Schuppenflechte Erkrankten kam es zu einer deutlichen Dezimierung einiger Haifischpopulationen.

Trau keiner einzelnen Studie

Angeblich soll es Winston Churchill gewesen sein, der gesagt hat, „Ich glaube keiner Statistik, die ich nicht selbst gefälscht habe." Zwar ist dieser viel zitierte Ausspruch nicht wirklich belegt, trotzdem gilt er leider auch für wissenschaftliche Studien. Jede Studie kann im Prinzip so angelegt werden, dass die gewünschten Ergebnisse herausgefunden werden, man muss dafür nur die geeigneten Bedingungen schaffen. Deswegen darf man die Ergebnisse einer einzelnen Studie niemals für bare Münze nehmen, sondern darf sie lediglich als einen Hinweis sehen, der unbedingt durch weitere Studien – anderer Arbeitsgruppen – abgesichert werden muss.

Der englische Premier war übrigens kein Feind der Statistik, Winston Churchill glaubte an die Wichtigkeit objektiver Informationen. „You must look at facts because they look at you" (Du musst die Tatsachen anschauen, denn sie schauen dich an), sagte er – belegbar – 1925 in einer Rede im englischen Unterhaus.

Von Eminenzen und Evidenzen

In früheren Zeiten gab es in jedem Ort ein Kräutermännlein, eine heilkundige Nonne oder einfach eine weise Frau, manchmal auch sogenannte Wunderheiler. Diese wussten sehr viel über die in der Umgebung wachsenden Pflanzen und wussten diese auch bei manchen Zipperlein helfend einzusetzen. Manche von ihnen verfassten sogar „medizinische" Abhandlungen. Spontan fallen einem dazu Namen wie Hildegard von Bingen oder die berühmte Klosterfrau Clementine ein. Alle diese „Therapien" beruhen auf Erfahrungsberichten; eine vertrauenswürdige Person namens „Eminenz" gibt darauf basierende Handlungs- „Therapie-"Empfehlungen. Diese Art der Medizin,

oft auch als Volksheilkunde bezeichnet, nennt man
Eminenz-basierte Medizin. An diesen Empfehlungen kann
sehr viel Gutes sein – schließlich basiert und basierte darauf auch die moderne Pharma-Forschung – es muss aber
nicht zwangsläufig so sein.

Heute wird eine auf Evidenzen basierende Medizin ver-
langt. Evidenz (engl. evidence = Beweis) ist ein auf Beweisen basierendes Wissen über die Wirksamkeit einer
Therapie. Diese Beweise müssen in Form von Studien
erbracht werden. Je nach Art der Studie (⤍ Tab. 5, Seite
56) unterscheidet man verschiedene Evidenzgrade. Je
höher der Evidenzgrad, desto vertrauenswürdiger die
Ergebnisse. In der Regel werden heute aufgrund solcher
Evidenzen Behandlungsleitlinien für die verschiedensten
Erkrankungen von den jeweiligen wissenschaftlichen
Gesellschaften aufgestellt. Auch Leitlinien gibt es in den
unterschiedlichsten Qualitäten, die niedrigste Qualität
haben die S1-Leitlinien, die höchste die S3-Leitlinien
(⤍ Tab. 4).

Qualitätsstufe	Charakterisierung
S1	Die Leitlinien werden von einer Expertengruppe im informellen Konsens erarbeitet.
S2	Hier hat eine formale Konsensfindung („S2k") und/oder eine formale „Evidenz"-Recherche („S2e") stattgefunden.
S3	Hierbei handelt es sich um Leitlinien mit allen Elementen einer systematischen Entwicklung (Logik-, Entscheidungs- und „outcome"-Analyse)

Tab. 4: Qualität von Leitlinien.
Quelle: www.leitlinien.de, Dezember 2011.

Solche S3-Leitlinien für Diagnostik und Therapie gibt es auch für verschiedenste Krebserkrankungen. Ebenso gibt es Patientenleitlinien.

ⓘ ····⟩ www.krebsgesellschaft.de ····⟩ Leitlinien

Studien sind sehr unterschiedlich in ihrer Aussagekraft, wie sich aus einer Übersicht der verschiedenen Studienarten (····⟩ Tab. 5, Seite 56) ersehen lässt. Grundsätzlich ist die Beweiskraft bei Fallbeschreibungen überhaupt nicht gegeben, sondern es ist lediglich eine Beobachtung, die zu einer Hypothese führt, die wiederum idealerweise mit einer randomisierten, kontrollierten Interventionsstudie (Goldstandard, RCT = randomized controlled trials) bewiesen wird. Aber auch das ist dann nur eine einzelne Studie; hiervon sollte es möglichst mehrere geben. Eine statistische Analyse aller dieser (vergleichbaren) Studien wird dann als Metaanalyse bezeichnet, diese liefert die beste Evidenzklasse Ia. Meinungen von Experten oder anerkannten Autoritäten (Eminenzen) haben die schlechteste Evidenzklasse IV. Gibt es übereinstimmende Ergebnisse aus vielen Studien der Klassen I und II wird die Wirksamkeit einer Therapie als „überzeugend" bezeichnet.

! Gut zu wissen

Wissenschaftliche Studien werden, wie auf Seite 53 erläutert, in Evidenzklassen oder -stufen eingeteilt. Die für die Patientenversorgung wichtigen S3-Leitlinien beruhen auf evidenzgeprüften Studien.

Werbesprüche wie „unsere Studien zeigten" oder „unser Wirkstoff wurde ausgezeichnet" oder „hat einen Award bekommen" sind ohne weitere Informationen zu Art, Umfang und Veröffentlichungsort nichts wert.

Nicht zuletzt kommt es auch darauf an, dass die Studien
auch tatsächlich in renommierten Wissenschaftszeit-
schriften veröffentlicht werden – echte Wissenschaft stellt
sich der Diskussion mit anderen Wissenschaftlern und ist
öffentlich zugänglich, z.B. in großen Medizindatenbanken
wie MedLine, PubMed oder auch bei DIMDI.

ⓘ ┄┄┄> **www.medline.de**

ⓘ ┄┄┄> **www.pubmed.de**

ⓘ ┄┄┄> **www.dimdi.de**

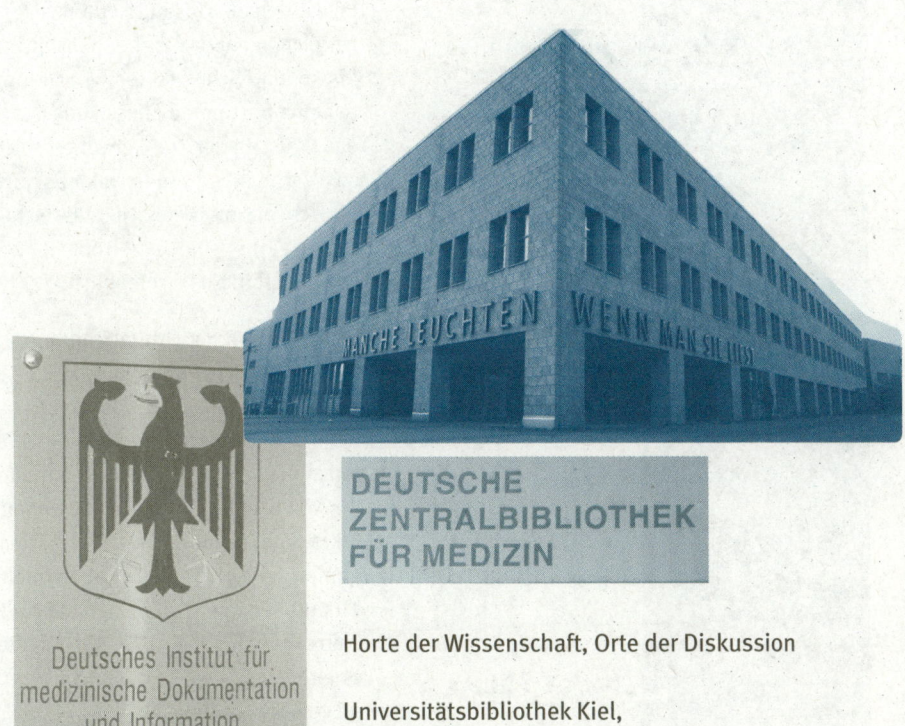

Horte der Wissenschaft, Orte der Diskussion

Universitätsbibliothek Kiel,
Deutsche Zentralbibliothek für Medizin in Köln,
DIMDI Köln

Beobachtungs-studien (beschreibend) Sie dienen zur Identifizierung von Risikofaktoren und zur Entwicklung von Hypothesen. Sie sind kein Beweis für tatsächliche Zusammenhänge.	Fallbeschreibung (IV)	z.B. Entdeckung, dass sich Skorbut mit Sauerkraut behandeln lässt
	Korrelationsstudie (III)	z.B. Zusammenhang zwischen Zahl der Störche und der Geburtenrate, ergibt spannende Thesen, die aber experimentell geprüft werden müssen
	Migrationsstudie (III)	Beobachtung von Einwanderern und die Auswirkungen durch die Anpassung an eine neue Kultur und andere Verhaltensweisen, etwa Asiaten in den USA
	Fall-Kontroll-Studie (III)	Rückblickende Studie: Erkrankte (Fälle) werden mit Gesunden (Kontrolle) verglichen auf das Vorhandensein von Risiko- und Schutzfaktoren in Bezug auf eine bestimmte Erkrankung durch das Erfassen der Krankenvorgeschichte, z.B. Vorbeugung von Darmkrebs durch Verzicht auf rotes Fleisch oder reichlich Gemüse. Hier sind Verzerrungen durch falsche Erinnerungen möglich.
	Kohortenstudie (III)	In die Zukunft gerichtete Studie: Zunächst gesunde Personen werden langfristig beobachtet, Risiko- oder Schutzfaktoren (z.B. bestimmte Verhaltensmuster, Ernährungsgewohnheiten) hinsichtlich des Auftretens bestimmter Erkrankungen berechnet. Hierfür benötigt man sehr große Stichproben (mehrere 10 000 Personen) und einen sehr langen Zeitraum (Jahrzehnte). So können die zweitbesten Beweise für Zusammenhänge geliefert werden. z.B. EPIC-Studie (eine großangelegte europäische Studie zu Ernährung und Krebs)

Tab. 5: Übersicht von Studien mit unterschiedlichen Evidenzklassen

Interventions-studien (experimentell) Sie prüfen Hypo-thesen und liefern Beweise für einen echten Zusammen-hang.	randomisierte kontrol-lierte Studie RCT (Ib)	Hier werden aus einer Stichprobe zufällig (randomisiert) zwei Gruppen gebildet. Die eine Gruppe bekommt eine Intervention, z.B. ein Nahrungsergän-zungsmittel, die andere ein Placebo, ohne dass die Personen wissen, was sie bekommen (verblindet). Idealerweise weiß das nicht einmal derjenige, der die Mittel abgibt (doppelblind).
	Kontrollierte Studie ohne Randomisierung (IIa)	
	Experimentelle Studie (IIb)	
Metaanalyse	Mehrere kontrollierte Interventionsstudien (Ia)	Statistisches Verfahren, bei dem die Ergebnisse mehrerer Studien zusam-mengefasst werden, um eine höhere Aussagekraft zu erhalten.
Systematischer Review	Systematische Erfas-sung methodisch hoch-wertiger kontrollierter, randomisierter Studien (RCTs)	Systematische Übersichtsarbeit anhand festgelegter Kriterien, liefert bei sorg-fältiger Durchführung Informationen mit höchstem Evidenzgrad (I).

Das (angebliche) Pharmakartell

Oft hört man im Zusammenhang mit Studien, Eminenzen und Evidenzen Argumentationen, wonach ein Pharmakartell versucht, alternative Therapien auszubremsen oder zu verhindern.

So wurde lange Zeit auf inzwischen nicht mehr existierenden Internetseiten behauptet, dass die Europäische Kommission Vitamintherapien und andere Naturheilverfahren für Millionen Menschen in Europa verbieten wolle. Damit werde das Recht der EU-Bürger auf Zugang zu wirksamen Vitamintherapien und Naturheilverfahren sowie ihr Grundrecht auf Gesundheit und körperliche Unversehrtheit angeblich fundamental verletzt. Das solle einzig und allein dem Interesse der Pharmaindustrie dienen, um einen milliardenschweren Markt von lediglich Symptom orientierten, überflüssig gewordenen Pharmapräparaten künstlich zu schützen. Die Vitaminforschung habe gezeigt, dass die Hauptursache der meisten Volkskrankheiten von heute Vitaminmangel sei. Und dass Herzinfarkt, Schlaganfall, Krebs, Osteoporose, Diabetes und andere Volkskrankheiten durch eine gezielte Verbreitung dieses Wissens auf einen Bruchteil des heutigen Standes zurückgedrängt werden können. Außerdem stürben jedes Jahr mehrere hunderttausend Menschen an den schwerwiegenden Nebenwirkungen von Pharmapräparaten, während angeblich kein einziger Mensch durch Vitamintherapien zu Schaden gekommen sei.

! Gut zu wissen

Es sind mehrere Fälle dokumentiert, in denen Krebspatienten gestorben sind, weil sie Ärzten und Heilern geglaubt haben, die dazu drängten, schulmedizinische Verfahren abzubrechen und stattdessen den Krebs mit einer Vitamintherapie zu bekämpfen. Dazu gehört beispielsweise der Fall des neunjährigen, an Knochenkrebs erkrankten Dominik, der angeblich von Dr. Matthias Rath mit „Zellularmedizin" geheilt wurde. Der Junge starb laut Obduktionsbericht nach wenigen Monaten an der Krebserkrankung. Dr. Rath behauptete, der Junge sei an ärztlichen Kunstfehlern gestorben.

In einem (anderen) Verfahren stellte das Sozialgericht in Berlin (AZ S 82 KR 748/07) fest, dass Studienergebnisse der Charité auf eine fehlende Wirksamkeit von Raths Vitaminpräparaten bei Krebs hindeuten.

Rath wirft der gesamten Pharmabranche vor, die Patienten mit unwirksamen Medikamenten auszubeuten, spricht von Körperverletzung und Völkermord. Er selbst vertreibt mit einem großen Vertriebsnetzwerk (in Deutschland oft nicht verkehrsfähige) Nahrungsergänzungsmittel aus den Niederlanden.

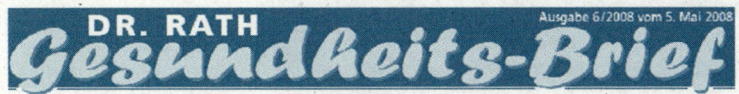

DR. RATH
Gesundheits-Brief   Ausgabe 6/2008 vom 5. Mai 2008

Angst vor wissenschaftlichem Umbruch –
Handlanger des Pharma-Kartells schüren Anti-Vitamin-Hysterie

Dieser Gedanke an ein Pharmakartell, welches die „natürliche" Behandlung von Krebserkrankungen verhindern will, um stattdessen teure Medikamente verkaufen zu können, wird in zahlreichen Internetforen diskutiert. Immer wieder finden sich Aussagen, wonach die Pharmaindustrie – hier zwei Zitate – „etwas dagegen [kolloidales Silber] hat" oder dass die „wissenschaftlich medizinischen Untersuchungen [von Noni-Saft] angeblich nicht gewirkt haben – was ich vollauf verstehe, wenn sich die Pharmakonzerne nicht ins Handwerk pfuschen lassen wollen".

Exkurs

Es ist natürlich klar, dass sehr viel mehr Gelder in eine industrielle Forschung gesteckt werden, die die Möglichkeit bietet, mit diesen Forschungsergebnissen Gewinne zu erzielen. Alleine aus Menschenfreundlichkeit zu forschen kann sich (fast) niemand leisten. Derartige Forschungsprojekte zu komplementären Therapien werden eher von wohltätigen Stiftungen und Vereinen finanziert, ein Teil findet im Rahmen universitärer Forschung bzw. an großen Forschungsinstituten statt. Außerdem gibt es Forschungsunterstützung von Krankenkassen im Rahmen von Modellprojekten und zu einem kleinen Teil von der Industrie. Eine Stiftung, die sich mit Naturheilverfahren beschäftigt, ist in Deutschland die des ehemaligen Bundespräsidentenpaars Karl und Veronica Carstens. Wer wissen möchte, wie viel Forschung es zu bestimmten Krankheiten oder Therapien gibt, kann dies in der offen zugänglichen Datenbank CAM-Quest (Complementary and Alternative Medicine Quest) im Internet recherchieren.

ⓘ ⤑ www.carstens-stiftung.de

ⓘ ⤑ www.cam-quest.de

Im Januar 2010 startete das EU-Projekt „Cambrella",
welches in der dreijährigen Projektlaufzeit ein Netzwerk
von 16 europäischen Forschungseinrichtungen in 12
Ländern im Bereich der Komplementärmedizin aufbauen
soll, um in diesem Arbeitsgebiet zukünftig international
besser zu kooperieren.

ⓘ ⋯⋗ www.cambrella.eu

> **❗ Gut zu wissen**
>
> In Deutschland wurden 2007 nach Angaben des Deut-
> schen Ärzteblatts (2007; 104(46)) rund neun Milliarden
> Euro pro Jahr für komplementär- und alternativmedizi-
> nische Verfahren ausgegeben. Ca. vier Milliarden Euro
> davon zahlten die Krankenkassen, die restlichen fünf
> Milliarden Euro die Patienten selbst. Derzeit haben hier
> ca. 60.000 Ärzte eine komplementärmedizinische Wei-
> ter- oder Ausbildung absolviert (von 333.600 Ärzten in
> Deutschland 2010).

Tatsache ist, dass der Nahrungsergänzungsmittelmarkt
als Teil der Komplementärmedizin seit Jahren boomt. Zumindest in den USA wurde und wird vermutlich bis heute
mehr Geld für Nahrungsergänzungsmittel gegen Krebs
ausgegeben als für Krebsmedikamente. Zahlen aus den
USA zeigen, dass dort 1987 12 Milliarden US-Dollar für
Komplementärmedizin ausgegeben wurden, viermal mehr
als für die Krebsforschung im selben Jahr. 1981 konnte mit
dem als Anti-Krebs-Supplement angepriesenen Laetril
(⋯⋗ Seite 112, Amygdalin) ein Umsatz von 2 Milliarden US-
Dollar erzielt werden, für Chemotherapie wurden 0,2 Milliarden Dollar bezahlt. 1998 wurden in den USA etwa 14 Milliarden Dollar für Supplemente insgesamt ausgegeben, das
entspricht 51 Prozent der Gesamtkosten für Lebensmittel.

Weil die US-Regierung in Umfragen festgestellt hatte, dass die Bevölkerung hohe Summen für alternative Krebstherapien ausgibt, wurde dort 1991 ein eigenes Forschungsinstitut für Komplementärmedizin (National Center for Complementary and Alternative Medicine NCCAM, früher Office of Alternative Medicine OAM) gegründet. Es ist eines von 27 Instituten und Zentren innerhalb der National Institutes of Health (NIH). Das Budget des NCAAM betrug 2011 knapp 128 Mio. US-Dollar. Es gibt allerdings auch immer wieder Kritik an diesem Zentrum, weil viel Geld für klinische Studien mit diversen Pflanzen ausgegeben wurde, die keinerlei positive Ergebnisse gebracht haben. Die einen meinen, dass Geld wäre besser in die konventionelle Forschung geflossen; Hersteller derartiger Präparate wiederum kritisieren die Untersuchungen als fehlerhaft.

ⓘ ⤑ www.cam-quest.de

ⓘ ⤑ http://nccam.nih.gov

Aber natürlich beschäftigen sich auch in Deutschland zahlreiche Forschungseinrichtungen mit alternativen Heilverfahren. Hier eine Auswahl:

Institut zur wissenschaftlichen Evaluation naturheilkundlicher Verfahren der Universität Köln
ⓘ ⤑ www.iwenv.de

Institut für Sozialmedizin, Epidemiologie und Gesundheitsökonomie der Charité
ⓘ ⤑ www.charite.de/epidemiologie/german/pkomplement.html

Zentrum für naturheilkundliche Forschung der TU München

(i) ┄┄⟩ www.cochrane.de/de/naturheilkund liche-forschung-tu-münchen

Uni-Zentrum Naturheilkunde des Universitätsklinikums Freiburg

(i) ┄┄⟩ www.uniklinik-freiburg.de/iuk/live/ unizentrumnaturheilkunde.html

Institut für transkulturelle Gesundheitswissenschaften der Europa-Universität Viadrina Frankfurt/Oder

(i) ┄┄⟩ www.euv-frankfurt-o.de/de/forschung/ institut/institut_intrag/index.html

Nahrungsergänzungs-mittel: Ist ihr Stellenwert anerkannt?

Nicht nur das Thema Krebs verschlägt vielen den Appetit. Tatsächlich haben die Patienten bei vielen Krebsformen oft schon vor der Diagnose deutlich an Gewicht verloren. Spätestens während der Behandlung und insbesondere während der Chemotherapie können dann nur noch wenige Patienten normal und ausreichend essen, sodass es durchaus zu einer Nährstoffunterversorgung kommen kann. Viele gute Tipps, wie man mit Appetitmangel und anderen Ernährungsproblemen bei Krebserkrankungen umgeht, liefert der Ratgeber der Verbraucherzentralen „Ernährung bei Krebs" (┄┄⟩ Seite 152).

Vitamine und Spurenelemente

Krebspatienten brauchen wegen ihrer Erkrankung mehr Mikronährstoffe wie Vitamine und Spurenelemente. Zum anderen erhöhen Chemo-, Strahlen-, Hormon- und Antibiotikatherapien sowie deren Nebenwirkungen auf den Verdauungsapparat (z.B. schlechtere Aufnahmefähigkeit durch beeinträchtigte Schleimhäute) den Bedarf teilweise erheblich.

Hier können bestimmte Kostformen, aber auch Nahrungsergänzungsmittel wie Vitamin- und Mineralstoffpräparate hilfreich sein, um Defizite auszugleichen und dem Körper zu helfen, ihn zu schützen und wieder aufzupäppeln. Trotzdem sollte immer zuerst versucht werden – so sagen es die verschiedenen Leitlinien zur Ernährungstherapie bei Krebs – etwaige Mangelzustände mit ganz normalen Lebensmitteln auszugleichen. Nahrungsergänzungsmittel liefern nämlich immer nur einen ganz kleinen Teil der vielen verschiedenen Bausteine, die in einem Apfel, einer Scheibe Brot oder einem Joghurt enthalten sind. Hinzu kommt noch, dass diese vielen Bausteine sich in ihrer Wirkung gegenseitig stärken oder abschwächen können, es kommt also auch auf die Lebensmittel-Matrix an. Anstelle von Supplementen wird deswegen eher auf spezielle Trinknahrungen zurückgegriffen.

! Gut zu wissen

Nährstoffdefizite bei einer Krebserkrankung sollen – so die Leitlinien – in erster Linie mit ganz normalen Lebensmitteln aufgefangen werden. Nahrungsergänzungsmittel sind erst die zweite Wahl.

Auch bei bestimmten Krebserkrankungen oder nach bestimmten Operationen kann der Körper einzelne Nährstoffe nicht mehr oder nicht in ausreichender Menge aufnehmen (resorbieren). Das ist vor allem bei Erkrankungen bzw. Operationen im Magen-Darm-Trakt der Fall. Hier müssen neue Wege zur Versorgung mit diesen Nährstoffen gefunden werden, die ganz normalen Supplemente funktionieren da nicht. Hierfür gibt es spezielle Produkte, die vom Arzt verschrieben werden.

Tatsache ist jedoch, dass die meisten Mittel, die von Krebspatienten verwendet oder die als hilfreich bei Krebs beworben werden, keine geprüften und zugelassenen Medikamente sind. Nahrungsergänzungsmittel dürfen keine therapeutische Wirkung haben. Krankheitsbezogene Aussagen sind, zur deutlichen Unterscheidung von Arzneimitteln, ausdrücklich verboten. Damit ist aber auch der Stellenwert von Supplementen in der Krebsbehandlung zunächst einmal klar, sprich Vitamin- und Mineralstoffpräparate spielen in der Therapie keine Rolle. Tatsächlich werden ihre gesundheitlichen Auswirkungen sogar zunehmend kritisch beäugt. Gerade Krebspatienten sollten nicht automatisch und keinesfalls ohne Rücksprache zu solchen Produkten greifen.

Eine große internationale Untersuchung der verschiedensten Studien zu Krebs, der World Cancer Research Fund (WCRF)-Report, rät Krebspatienten sogar von Nahrungsergänzungsmitteln ab. Es gibt nämlich nicht nur keine Beweise dafür, dass insbesondere Vitamintabletten gegen Krebs helfen, sondern eben auch einige Studien, die zeigen, dass bestimmte Nahrungsergänzungsmittel sogar die Therapie der Erkrankung behindern können (z.B. Antioxidantien, die die Wirksamkeit von Chemotherapie oder Bestrahlung vermindern).

ⓘ ⋯⋗ www.wcrf.org

Es gibt aber eben auch die orthomolekulare Medizin, die Krankheiten durch die gezielte Zufuhr bestimmter hoch dosierter Nährstoffe behandelt. Dafür werden nur Substanzen eingesetzt, die im Körper natürlicherweise vorhanden sind, also keine Pflanzen oder Pflanzenextrakte. Zum Einsatz kommen dabei in erster Linie Vitamine, Mineralstoffe und Spurenelemente, es können aber auch Eiweißbausteine (Aminosäuren), Fettsäuren oder Enzyme sein. Hier gibt es wissenschaftliche Studien, die für bestimmte Zwecke eine Wirksamkeit belegt haben. Zuvor sollte eine entsprechende Labordiagnostik durchgeführt werden. Diese Art der Therapie gehört auf jeden Fall in die Hand von Fachleuten.

! Gut zu wissen

Der Einsatz von Nahrungsergänzungsmitteln bei Krebserkrankungen ist umstritten, während die Verwendung bilanzierter Mikronährstoffe zum Beispiel im Rahmen der orthomolekularen Medizin durchaus eine Hilfe sein kann, wenn auch kein Krebsheilmittel.
Achtung, das ist kein Experimentierfeld für Selbstversuche! Wer eine Chemotherapie oder Bestrahlung bekommt oder wenn eine solche für die Zukunft geplant ist: Keine Kräuter, keine Antioxidantien, keine Supplemente, keine bilanzierten Diäten ohne Wissen oder gegen den Rat des Arztes!

Sekundäre Pflanzenstoffe

Von mehr als 1000 sekundären Pflanzenstoffen (SPS) ist eine vor Krebs schützende (in der Fachsprache „antikanzerogene") Wirkung bekannt, darunter Carotinoide, Phytosterine, Saponine, Glucosinolate, Flavonoide, Protease-Inhibitoren, Monoterpene, Phytoöstrogene und Sulfide, also alles das, was wir in vielen Gemüse- und Obstsorten finden. Aber es ist nur sehr wenig bis fast nichts über Aufnahme und Bioverfügbarkeit, Stoffwechsel, Wirkmechanismen oder Dosis-Wirkungs-Beziehungen bekannt. Außer für das Beta-Carotin (⸱⸱⸱⸱➔ Seite 33 und 144, Fußnote 3) gibt es keine Mengenempfehlungen, geschweige denn Empfehlungen für die Zufuhr isolierter sekundärer Pflanzenstoffe bei Krebserkrankungen! Nahrungsergänzungsmittel mit SPS sind vielfach eher kritisch zu sehen (⸱⸱⸱⸱➔ Seite 78).

Möglicherweise haben SPS irgendwann ein therapeutisches Potential bei Krebserkrankungen; bis heute fehlen jedoch die wissenschaftlichen Belege und vor allem Informationen über die Risiken hochdosierter SPS. Das sollte aber niemanden davon abhalten, reichlich sekundäre Pflanzenstoffe in ihrer natürlichen Form aufzunehmen, sprich reichlich Gemüse und Obst, roh und gegart (wie es Ihnen am besten bekommt) zu essen oder auch als Saft zu trinken. Das Geheimnis liegt in der Vielfalt, je bunter, desto besser.

! Gut zu wissen

Sekundäre Pflanzenstoffe sind etwas Gutes – wenn sie denn in ihrer natürlichen Matrix, also als Gemüse und Obst gegessen werden. Von isolierten sekundären Pflanzenstoffen und Kapseln mit Gemüse- oder Obstextrakten ist eher abzuraten. Fragen Sie unbedingt vorher Ihren Arzt!

Was können Nahrungsergänzungsmittel leisten?

Der Einsatz von Nahrungsergänzungsmitteln während einer Krebserkrankung ist also durchaus umstritten.

Abgesehen von der dauerhaften Heilung der Krebserkrankung (Remission) allein durch Nahrungsergänzungsmittel – für die es wirklich keine wissenschaftlich anerkannten Belege gibt – sind theoretisch folgende Hilfen durch Supplemente als zusätzliches alternatives Heilverfahren möglich – allerdings mit allen im Abschnitt „Nahrungsergänzungsmittel sind unsicherer als Arzneimittel" (⸳⸳⸳⸳ Seite 18 ff.) besprochenen Einschränkungen:

■ Verbesserung von durch die Krankheit bedingten Symptomen, geringere Infekthäufigkeit, seltener benötigte Transfusionen
■ Verminderung der Nebenwirkungen der Therapie
■ Verlängerung der Zeit bis zum Therapieversagen
■ Verlängerung der tumorfreien Überlebenszeit
■ Verlängerung der Überlebenszeit

! Gut zu wissen

Die Verwendung von Nahrungsergänzungsmitteln darf – wenn überhaupt – immer nur zusätzlich erfolgen. Sie dürfen kein Ersatz für eine wirksame Behandlung sein, beispielsweise aus Furcht vor unerwünschten Wirkungen einer medikamentösen Therapie.

Um einen Wirknachweis zu erbringen, sind praktisch immer prospektive, randomisierte klinische Studien nötig. (···⟩ Seite 54).

Tatsächlich konnte, so Prof. Beuth vom Institut zur wissenschaftlichen Evaluation naturheilkundlicher Verfahren der Universität Köln, in wissenschaftlichen Untersuchungen gezeigt werden, „dass ein Mangel an Vitaminen oder Spurenelementen u.a.

■ ein vermindertes Ansprechen auf Krebsstandardtherapien bewirkt
■ mit erhöhten Nebenwirkungen der Standardtherapien einhergeht
■ die Lebensqualität reduziert"

Besteht eine Unterversorgung an Mikronährstoffen sollte diese „durch gezielte Gabe von Vitamin- und Spurenelement-Gemischen ausgeglichen werden" – das dürften in den seltensten Fällen Multi-Nahrungsergänzungsmittel aus dem Supermarkt oder der Drogerie sein. Ist eine solche Ergänzung nötig, werden Sie hierfür in der Regel eine zwischen Onkologen und Ernährungsberater abgestimmte Empfehlung bekommen. Vermissen Sie eine solche, fragen Sie gezielt nach, inwieweit hier ein Bedarf bestehen könnte.

Daneben ist ein ganz wichtiger Punkt die Verbesserung des Wohlbefindens und damit der Lebensqualität, und die kann im Einzelfall durchaus entscheidend sein. Hier können Nahrungsergänzungsmittel manches Mal wirklich weiterhelfen.

Beispielsweise kann es durch Chemotherapie oder durch Bestrahlung im Bauchraum zu Entzündungen der Magen-Darm-Schleimhaut mit Durchfällen und Verstopfung kommen. Hier können Nahrungsergänzungsmittel wie Apfelpektinflocken oder Flohsamenschalen hilfreich sein. Sind die Durchfälle sehr stark, kann es zu Vitamin- und Mineralstoff-Verlusten kommen. Ein Ersatz durch entsprechende Produkte kann sinnvoll sein. Wer unter therapiebedingter Verstopfung leidet, kann sich möglicherweise Erleichterung durch geschroteten Leinsamen oder Milchzucker schaffen. Auch Magnesium-Brausetabletten können hilfreich sein.

Sensibilitätsstörungen durch Chemotherapeutika (Polyneuropathie) können unter Umständen durch entzündungslindernde Omega-3-Fettsäuren (Fischölkapseln, Leinöl) und die Mineralstoffe Calcium und Magnesium gelindert werden. Studien haben gute Ergebnisse von Vitamin E-Gaben bei Missempfindungen in Händen und Füßen durch platin- und taxanhaltige Chemotherapien gezeigt. Des Öfteren wird auch das Nerven-Vitamin B_1 empfohlen, hier sollte man jedoch kein Nahrungsergänzungsmittel nehmen, sondern sich besser vom Arzt ein Medikament mit diesem Vitamin empfehlen oder verschreiben lassen.

! Gut zu wissen

Nahrungsergänzungsmittel können die Lebensqualität bei einer Krebserkrankung verbessern, auch manche Symptome lindern.
Aber: Insbesondere Vitamine, Mineralstoffe und Omega-3-Fettsäuren **nur** nach Rücksprache mit dem Arzt nehmen! Immer nach der richtigen Dosierung und – wegen der Bioverfügbarkeit – nach der geeigneten Form bzw. chemischen Verbindung fragen. Sicherheitshalber mit dem Apotheker sprechen, ob möglicherweise ein zeitlicher Abstand zur Einnahme von Medikamenten einzuhalten ist. Es muss sichergestellt sein, dass die Nahrungsergänzungsmittel nicht schaden!

Aber: Auch Nahrungsergänzungsmittel ohne Wirknachweis haben eine Berechtigung, wenn sie dem Kranken Hoffnung geben und ihm nicht schaden bzw. die Behandlung nicht erschweren (···> ab Seite 73) und nicht durch hohe finanzielle Belastung in soziale Not führen. Ob das der Fall ist, kann allerdings nur der behandelnde Arzt bzw. das Therapieteam entscheiden, nicht der Krebspatient und nicht seine Angehörigen.

! Gut zu wissen

Wenn Sie das Gefühl haben, Ihre Ernährung mit Vitaminen und Mineralstoffen ergänzen zu müssen und Ihr Arzt es Ihnen erlaubt ohne genauere Anweisungen zu geben, wählen Sie ein Multivitamin-Multimineralstoffpräparat, dass in der Tagesdosis nicht mehr als 100 Prozent der Empfehlungen abdeckt und **kein** Eisen enthält. Informieren Sie Ihren Arzt über die Einnahme.
Gibt Ihr Arzt Ihnen Empfehlungen für die Zusammensetzung eines Nahrungsergänzungsmittels (nicht für ein Produkt, ···> Seite 88) hat das immer Priorität!

Was muss bei der Einnahme beachtet werden?

Nahrungsergänzungsmittel sind ganz normale Lebensmittel, die wie ganz normale Lebensmittel mit den Mahlzeiten verzehrt werden sollten. Dann sind sie zumindest in eine gewisse Lebensmittelmatrix eingebunden und nicht ganz so isoliert. Trotzdem können sie in größeren Mengen die Aufnahme (Resorption) anderer Nährstoffe blockieren, beispielsweise wenn derselbe Transportweg genutzt wird. Das ist zum Beispiel bei Calcium und Magnesium der Fall, das gilt aber auch für Zink, welches die Aufnahme von Eisen und Kupfer blockieren kann.

Zur Unterstützung von Chemotherapien werden auch Selenpräparate (Natriumselenit) verwendet. Diese dürfen nicht zusammen mit Vitamin-C-haltigen Lebensmitteln (Nahrungsergänzungsmitteln, angereicherten Lebensmitteln, Säften, Hagebuttentee, Gemüse, Obst u.a.) genommen werden, da das Selenit durch Vitamin C in eine für den Körper nicht verwertbare Form umgewandelt wird. Hier ist ein Zeitabstand von mindestens einer Stunde erforderlich.

Andere Inhaltsstoffe von Nahrungsergänzungsmitteln können Verdauungsenzyme blockieren. Das alles ist – in normalen Mengen – kein Problem für gesunde Personen. Bei Schwerkranken kann das aber durchaus bedeutsam sein.

Zudem kann es zu Wechselwirkungen zwischen den Inhaltsstoffen mehrerer Nahrungsergänzungsmittel untereinander und mit denen von Arzneimitteln kommen. Deswegen ist es sehr wichtig, vorgegebene Zeitabstände genau einzuhalten. Allerdings werden diese Abstände oft ungenau formuliert, Tab. 6 präzisiert das.

Einnahme nach dem Essen	deutlicher Zeitabstand nach der Mahlzeit, also mindestens ein bis zwei Stunden
Einnahme während des Essens	Einnahme soll spätestens fünf Minuten nach Beendigung der Mahlzeit erfolgen
Einnahme vor dem Essen	ca. 30–60 Minuten vor einer Mahlzeit

Tab. 6: Wie viel Zeit muss zwischen Essen und Medikamenteneinnahme vergehen?

> **!** **Gut zu wissen**
>
> Nahrungsergänzungsmittel sollte man – wenn vom Arzt
> nicht anders vorgegeben – mit einer Mahlzeit (während
> des Essens) aufnehmen. Unter Umständen kann es sinn-
> voll sein, die Tagesmenge auf mehrere Mahlzeiten auf-
> zuteilen. Auf jeden Fall müssen die zeitlichen Abstände
> zwischen Essen und Medikamenteneinnahme, manchmal
> auch zwischen zwei Nahrungsergänzungsmitteln, einge-
> halten werden.

Wie können Nahrungs-
ergänzungsmittel schaden?

Auch wenn nur sichere Nahrungsergänzungsmittel verkauft werden dürfen, gilt die Sicherheit doch in erster
Linie für gesunde Personen und nur für die auf dem Produkt genannte tägliche Einnahmemenge.

Bei einer durch die Krankheit veränderten Stoffwechsel-
lage können andere Regeln gelten. So haben einige Pflanzenzubereitungen (z.B. Soja-Isoflavone, Phytoöstrogene)
hormonelle Eigenschaften und dürfen bei bestimmten
Krebserkrankungen auf keinen Fall genommen werden.

Es ist nie auszuschließen, dass vermeintlich harmlose
und gleichzeitig als hochwirksam angepriesene Nah-
rungsergänzungs- oder Stärkungsmittel gerade während
Chemotherapie oder Bestrahlung unerwünschte Nebenwirkungen haben können und die Wirkung der Therapie
verringern oder verstärken. Unter Umständen haben
diese Produkte Einfluss auf bestimmte Laborparameter,

sodass ein falscher Eindruck von der Wirksamkeit der eingesetzten Therapie entsteht, oder sie wirken sich auf Herzfrequenz oder Blutdruck aus. Ganz schlimm wird es, wenn sie weitere Organe belasten oder gar schädigen.

Beispiel: Himalaya-Salz

Himalaya-Salz ist ein solcher Kandidat. Gegen das Salz als in Maßen genutztes Gewürz ist nichts einzuwenden. Tatsächlich existieren im Internet aber Empfehlungen, wonach man täglich ein bis mehrere Teelöffel einer Sole (gesättigte Lösung mit ca. 26 Prozent dieses Salzes) aufgelöst in „lebendigem" Wasser zu sich nehmen soll. Derart große Mengen Salz (und etwas anderes ist auch Himalaya-Salz nicht) können aber zu Ödemen führen und bei empfindlichen Personen den Blutdruck steigern. Problematisch wird es bei Nierenerkrankungen. Außerdem kann zu viel Salz zu einer erhöhten Calciumausscheidung mit dem Risiko der Bildung von Nierensteinen führen und es wird als begünstigender Faktor mit verschiedenen Krebserkrankungen in Verbindung gebracht.

Beispiel: Eisen

Vitamin-Spurenelement-Gemische für Krebskranke sollten kein Eisen enthalten. Bekommt der Körper nämlich zu viel davon, dient es den Krebszellen als Wachstumsfaktor. Gleichzeitig ist es karzinogen für die Schleimhautzellen im Magen-Darm-Trakt, die ja durch eine Chemotherapie oder eine Bestrahlung im Bauchraum besonders in Mitleidenschaft gezogen werden. Zusätzliches Eisen (oft in Multi-Präparaten, aber auch in angereicherten Frühstückscerealien und Fruchtsäften oder als Kräuterblut®) sollte nur bei einem nachgewiesenen Eisenmangel (tatsächlich oder funktionell) gegeben werden und dann sehr kontrolliert.

> **! Gut zu wissen**
>
> Vitamine oder Mineralstoffe, die als (rezeptfreie) Arznei-
> mittel zugelassen sind, müssen in ihrer Gebrauchs-
> information Neben- und Wechselwirkungen nennen,
> Nahrungsergänzungsmittel nicht, obwohl die Dosierung
> oft gleich ist!

Reden ist Gold, Schweigen gefährlich

Viele Patienten betrachten Nahrungsergänzungsmittel,
pflanzliche Produkte und homöopathische Heilmittel
nicht als Medikamente und verschweigen daher ihrem
Arzt bei der Frage nach Medikamenteneinnahme den Kon-
sum. Viele trauen sich schlicht nicht, ihrem Arzt davon zu
berichten, da es so aussehen würde, als ob sie ihm nicht
vertrauten, wenn sie Zusätzliches ausprobieren. Manche
haben aber auch Angst vor Kritik, weil sie sich der Produkte eben doch nicht so sicher sind. Der damit verbun-
denen Gefahren sind sich die meisten nicht bewusst.

Oft wird übersehen, dass es gerade durch das Verschweigen zu einer Überdosierung kommen kann, die ein Laie
gar nicht übersehen kann. Möglicherweise verordnet
Ihnen der Arzt ein Mittel mit einem bestimmten Mikro-
nährstoff. Sie konsultieren zusätzlich einen Heilpraktiker
(⋯⇢ Seite 136). Dieser weiß nichts von der Verordnung,
empfiehlt ebenfalls ein Präparat mit dieser Substanz. Da
die Produkte unterschiedliche Namen tragen, ist das für
Sie womöglich nicht erkennbar. Und noch weniger wissen
Sie möglicherweise, dass Sie genau diesen Nährstoff
auch noch mit ihren beiden Nahrungsergänzungsmitteln
aus dem Supermarkt und der Apotheke aufnehmen. Und
plötzlich sind die aufgenommenen Mengen viel zu hoch!

Da hilft nur das vertrauensvolle Gespräch mit all ihren Therapeuten (⋯⇢ Seite 131 ff.)! und das Führen einer „Gesundheitsmittelliste" (⋯⇢ Seite 132 und 145).

Nahrungsergänzungsmittel können Nebenwirkungen haben

Im Gegensatz zu Arzneimitteln gibt es für Nahrungsergänzungsmittel keine Gebrauchsinformationen, Risiken und Nebenwirkungen müssen nicht genannt werden (⋯⇢ Seite 14 f.). Trotzdem sind Nebenwirkungen möglich, verursacht durch natürliche toxische oder allergene Inhaltsstoffe (⋯⇢ Seite 24). Ein Beispiel aus den Produktofferten gegen Krebs ist das natürlich toxische und gefährliche Amygdalin aus bitteren Aprikosenkernen, aber auch Borretsch-Öl, Kava-Kava oder Chaparral-Tee können lebertoxisch wirken. Ebenfalls nicht ungefährlich sind Germanium, Chrom oder Hydrazinsulfat.

Besondere Vorsicht sollten Sie bei Produkten aus dem Internet oder dem nicht europäischen Ausland, vor allem Asien, walten lassen. Hier ist die Gefahr durch eventuelle Verunreinigungen mit Fremdpflanzenbeimischungen, giftigen Schwermetallen oder großen Mengen Pestiziden am größten. Besonders schlimm sind nicht deklarierte Arzneiwirkstoffe, deren Auswirkungen z.B. auf das Herz-Kreislauf-System überhaupt nicht einzuschätzen sind.

Um das Risiko zu minimieren, sollten Nahrungsergänzungsmittel aus hiesigen Apotheken (auch zugelassenen deutschen Versandapotheken), Drogerie- oder Supermärkten stammen (⋯⇢ Seite 87 f.). Hier gibt es Ansprechpartner für Fragen und Personen, die man notfalls haftbar machen kann.

Das reicht aber noch nicht aus: Auch für Gesunde ganz harmlose Produkte können ein Problem darstellen. So dürfen Nahrungsergänzungsmittel mit Hefe *(Saccharomyces boulardii)* während einer Chemotherapie keinesfalls eingenommen werden, weil nämlich die Gefahr besteht, dass sich Pilze ansiedeln. Andere Nahrungsergänzungsmittel, z.B. Fischölkapseln, können das Immunsystem nachteilig beeinflussen, es kann zu einer gesteigerten Infektanfälligkeit kommen. Da sie bei Krebserkrankungen aber auch sehr positive Wirkungen haben können, müssen der richtige Einsatzzeitpunkt und die richtige Dosierung genau abgewogen werden.

Probiotische Joghurts sollte man während der Therapien nur mit Erlaubnis des Arztes essen, da es sich bei Probiotika um lebende Bakterien handelt, die bei Schwerkranken oder einem eingeschränkten Immunsystem problematisch sein können, auch wenn erste Studien an Mäusen vermuten lassen, dass ganz bestimmte probiotische Bakterien, vorher genommen, die Schleimhäute im Dünndarm bei Bestrahlung schützen können.

> ❗ **Gut zu wissen**
>
> Wer Nebenwirkungen an sich beobachtet, die auf ein Nahrungsergänzungsmittel zurückzuführen sind, sollte das seinem Apotheker berichten, wenn das Produkt in der Apotheke gekauft wurde.
> Stammt es aus anderen Quellen, kann man diesen Vorfall direkt an das Bundesamt für Verbraucherschutz und Lebensmittelsicherheit, Referat 101, melden.
>
> ⓘ ⤑ **www.bvl.bund.de**
>
> 🖻 ⤑ **101@bvl.de**

Nahrungsergänzungsmittel können Wechselwirkungen mit Medikamenten haben

Noch komplizierter wird es, wenn die Nahrungsergänzungsmittel selbst keine direkte Wirkung haben, wohl aber die verordneten Medikamente beeinflussen.

Es ist nämlich so, dass Arzneimittel und Mikronährstoffe im Körper die gleichen Transportwege bei der Resorption im Darm, bei der Verstoffwechselung und bei der Ausscheidung benutzen.

Dadurch werden manche Medikamente schneller oder langsamer als erwartet aufgenommen, verringert oder beschleunigt abgebaut oder in ihrer Wirkung blockiert. Das wiederum führt dazu, dass der nötige Wirkstoffspiegel im Blut entweder nicht erreicht wird oder aber viel zu hoch ist, sodass es möglicherweise gar zu Vergiftungserscheinungen durch einen zu hohen Medikamentenspiegel kommt. Das ist besonders leicht der Fall, wenn es sich um Medikamente handelt, die in der Leber mittels bestimmter Enzymsysteme (z.B. Cytochrom P450) abgebaut bzw. entgiftet werden. Diese Probleme treten nicht nur bei typischen Krebsmedikamenten auf. Auch Schmerzmedikamente oder Betäubungsmittel können negativ beeinflusst werden, weniger, gar nicht oder anders wirken.

Baldrian kann bei einer Operation dazu führen, dass der Effekt der Betäubungsmittel (Anästhetika) verstärkt wird, bei anderen Beruhigungs- und Schlafmitteln ist eine Wirkungsverlängerung möglich. Kava-Kava (→ Seite 121) kann auf Anästhetika ähnlich wirken.

Antioxidantien sind sehr beliebt, um freie Radikale abzufangen. Neben den verschiedenen Vitaminen wie Beta-Carotin, Vitamin A, Vitamin C und Vitamin E zählen dazu auch die verschiedensten sekundären Pflanzenstoffe

(Carotinoide, Polyphenole, Flavonoide, Anthocyane etc.).
Aber: Während der Krebsbehandlung dürfen sie nur nach
Rücksprache mit dem Arzt genommen werden, da sie den
Therapieerfolg negativ beeinflussen können.

> **! Gut zu wissen:**
>
> Wer vermehrt (pflanzliche) Antioxidantien zu sich neh-
> men möchte, sollte das insbesondere während der Che-
> motherapie oder Bestrahlung nur in Form von normalem
> Gemüse und Obst tun. Alle Nahrungsergänzungsmittel
> mit isolierten Carotinoiden wie Lykopin (in Tomatenex-
> trakten), Lutein („Augen-Vitamin") oder Beta-Carotin, mit
> Procyanidinen (OPC, in Extrakten von Cranberries, Trau-
> benkernen, Rotwein), Resveratrol (z.B. in Rotweinkap-
> seln, Extrakten aus Maulbeeren und *Polygonum cuspida-*
> *tum*), Flavonoiden (z.B. aus Zitrusfrüchten oder Aronia),
> Polyphenolen (z.B. Auszüge aus Grüntee, Grünem Kaffee,
> Granatapfel, Mangostane, Goji), Anthocyanen (Trauben-
> extrakte, Açai) oder anderen antioxidativen Substanzen
> „mit hohem ORAC-Wert" sind erst einmal tabu! Den rich-
> tigen Zeitpunkt für derartige Nahrungsergänzungsmittel
> müssen Sie mit Ihrem Onkologen besprechen.

Fairerweise muss man sagen, dass es sich bei all den
genannten Wechselwirkungen um mögliche Wirkungen
handelt, sie müssen nicht eintreten. Bekannt sind sie von
entsprechenden Arzneimitteln und Phytotherapeutika; da
aber Pflanzenextrakte bei Nahrungsergänzungsmitteln
nicht definiert sind (⸱⸱⸱> Seite 19), lässt sich nicht vorher-
sagen, welche Effekte wirklich eintreten können. Und
natürlich ist die Aufzählung nicht abschließend, es gibt
noch sehr viel mehr bekannte Interaktionen mit anderen
Pflanzenstoffen und noch viel mehr, über die man bisher
gar nichts weiß.

Nahrungsergänzungsmittel werden gerne genommen, um Nebenwirkungen von Chemotherapie oder Bestrahlung abzumildern. Leider hat die Forschung gezeigt, dass diese Verminderung von Nebenwirkungen häufig einfach daran liegt, dass das Medikament in seiner Wirksamkeit gebremst wird.

Hier einige Beispiele:

- Das in Grüntee enthaltene Epigallocatechingallat (einfacher zu lesen ist die Abkürzung: EGCG) vermindert zwar die Nebenwirkungen bei bestimmten Chemotherapien, weil das eingesetzte Medikament teilweise inaktiviert wird. Aber damit geht auch ein Teil der erwünschten Wirkung der Chemotherapie verloren. Ganz genau blockiert EGCG das Bortezomib, nicht aber andere Protease-Inhibitoren ohne einen Borsäure-Rest. Wer den Wirkstoff Bortezomib einnehmen muss, sollte in dieser Zeit nicht nur auf entsprechende Nahrungsergänzungsmittel, sondern auch auf das Trinken von Grüntee verzichten. Ähnliche Reaktionen sind wahrscheinlich auch mit hoch dosiertem Vitamin C zu erwarten.
- Auch andere Pflanzenstoffe wie Baldrian, Ginkgo, Ginseng und Sonnenhut *(Echinacea)* sollten besser nicht parallel zur Chemotherapie zum Einsatz kommen, da sie die Wirkung der Zytostatika abschwächen können.
- Besondere Vorsicht ist bei sekundären Pflanzenstoffen nötig. So verhindern Bioflavonoide aus Zitrusfrüchten den normalen Abbau von ca. 50 Prozent der gängigen Arzneimittel. Es sind Vergiftungserscheinungen durch eine Anreicherung der Wirkstoffe möglich, Wirkung und Nebenwirkungen werden unkontrollierbar verstärkt.
- Zumindest in der Theorie könnten ganz normale Multivitaminpräparate und Antioxidantien die Krebszellen vor Bestrahlung schützen, die Krebstherapie würde dadurch unwirksam. Darauf deuten erste Studien hin.

- Von Folsäure weiß man, dass bei Einnahme großer Mengen nicht ausgeschlossen werden kann, dass sich Folsäure und Chemotherapeutika oder Zytostatika gegenseitig in ihrer Wirkung hemmen.
- Omega-3-Fettsäuren (z.B. in Fischölkapseln, Algenextrakten) schützen den Körper bei der Strahlentherapie, bremsen das Wachstum von Krebszellen und reduzieren Entzündungsvorgänge; es gibt aber auch Hinweise (aus Tierversuchen), dass sie möglicherweise Krebszellen vor einer bestimmten (platinbasierten) Chemotherapie schützen können. Es kommt also immer auch auf den richtigen Einsatzzeitpunkt an – und den muss der behandelnde Arzt bestimmen.

! Gut zu wissen

Wechselwirkungen zwischen Nahrungsergänzungsmitteln und Arzneimitteln werden leicht unterschätzt oder vergessen. Tatsächlich werden sie in den letzten Jahren zunehmend wichtiger, da immer mehr Menschen – oft zum „Schutz" vor (Krebs-)Erkrankungen – Nahrungsergänzungsmittel nehmen, insbesondere in höherem Alter und bei schlechtem Gesundheitszustand. Die 2005 veröffentlichten Ergebnisse einer amerikanischen Studie, der New Mexico Aging Process Study, haben für 10 von 22 Nahrungsergänzungsmitteln mögliche Interaktionen mit Arzneimitteln gezeigt. Innerhalb von sechs Jahren wurden bei insgesamt 359 Teilnehmern zwischen 60 und 99 Jahren 142 Fälle beobachtet. Das war insbesondere für Pflanzenzubereitungen der Fall.

Nahrungsergänzungsmittel können Einfluss auf die Blutgerinnung haben

Es gibt eine ganze Anzahl von Nahrungsergänzungsmitteln, die blutverdünnend wirken, also die Blutgerinnung hemmen. Das kann besonders bei Operationen, aber auch schon beim Ziehen eines Zahns problematisch sein. Deswegen sind möglicherweise Wartezeiten einzuhalten, sprich man muss schon einige Tage vor dem geplanten Eingriff mit der Verwendung dieses Nahrungsergänzungsmittels, aussetzen. Inwieweit das tatsächlich nötig ist, muss der Arzt bestimmen – also: auch den Operateur rechtzeitig informieren! Ihr behandelnder Arzt weiß ja (hoffentlich lückenlos!), was Sie nehmen (⟶ Seite 132 Gesundheitsmittelliste).

Neben Vitamin E und Omega-3-Fettsäuren/Fischölkapseln sind es insbesondere Pflanzenzubereitungen z.B. mit Knoblauch, Ginkgo, Reishi-Pilz, Shiitake-Pilz, Pau d'arco (Lapacho) und Silberweidenrinde, die selbst blutverdünnend wirken. Produkte mit Bockshornklee, Mutterkraut, Teufelskralle, Rotklee, Kamille oder Gelbwurz (Kurkuma) können die Wirkung von Cumarin-haltigen Medikamenten zur Blutverdünnung (Antikoagulantien) verstärken. Nicht zu vernachlässigen ist allerdings auch, dass Vitamin C, Coenzym Q_{10} und Papaya sowie Vitamin K und Ginseng deren Wirkung abschwächen können.

Nahrungsergänzungsmittel können Laborwerte verändern

Welche Arten Nahrungsergänzungsmittel und wie viel Sie davon zu sich nehmen ist auch für die Beurteilung des Blutbildes wichtig. So können große Mengen Vitamin C die Messung von Blutwerten wie Blutzucker beeinflussen (verringern). Auch Ginseng wirkt (unkontrollierbar) blutzuckersenkend. Produkte mit höher dosierten Omega-3-Fettsäuren können zu Schwierigkeiten bei der Einstellung des Blutzuckerspiegels und insbesondere bei Älteren zu einem erhöhten Cholesterinspiegel führen.

Nahrungsergänzungsmittel können Einfluss auf Blutdruck und Herzfrequenz haben

Vom Vitamin D weiß man, dass es einen regulierenden Einfluss auf Herzleistung und Blutdruck haben kann, auch Magnesium kann den Blutdruck senken. Auf der anderen Seite können gerinnungshemmende Nahrungsergänzungsmittel bei hohem Blutdruck problematisch sein. Blutdrucksteigernd wirken beispielsweise Guarana und Ma-huang.

Alle diese Beispiele – und die Aufzählung ist keinesfalls abschließend – zeigen, dass gerade im Zusammenspiel zwischen Erkrankung, medikamentöser oder Strahlentherapie und der Verwendung von Nahrungsergänzungsmittel jede Menge Unwägbarkeiten auftreten können. Diese sind es, die die unkontrollierte Verwendung von Nahrungsergänzungsmitteln so gefährlich machen können. Deswegen ist qualifizierte Beratung von Fachleuten und das Gespräch mit allen Therapeuten dermaßen wichtig.

! Gut zu wissen

Während der Behandlung einer Krebserkrankung (oder jeder anderen chronischen Krankheit) den Arzt und Apotheker (oder das ganze Therapieteam) über wirklich **alles** informieren, was man zur Verbesserung seiner Gesundheit zu sich nimmt, egal ob Multivitaminsaft, Aloe vera-Gel, Haifischknorpel oder frei verkäufliches Phytotherapeutikum.

Wo bekomme ich qualifizierte Ernährungs- beratung?

Ernährungsberater ist kein geschützter Begriff. Dahinter können sich zwar sehr qualifizierte Personen verbergen, ebenso aber auch die Bankangestellte, die nebenberuflich zu Nahrungsergänzungsmitteln „berät" und ihr „Wissen" im Verkaufstraining erworben hat, oder die Hausfrau mit der abgebrochenen Ausbildung, die neben ihrer Familientätigkeit an einem Fernlehrgang irgendeines Instituts teilgenommen hat.

Aber es ist festgelegt, welche Berufe und Weiterbildungen nötig sind, um für die Ernährungstherapie – und eine solche wird für Krebspatienten benötigt – qualifiziert zu sein, denn nur eine solche Qualifikation macht die Ernährungsberatung auch erstattungsfähig durch die Krankenkassen.

Das sind:
- Oecotrophologen/Ernährungswissenschaftler (Diplom/Bachelor/Master)
- Diätassistenten

jeweils mit gültiger Zusatzqualifikation für Ernährungsberatung gemäß Curriculum der Deutschen Gesellschaft für Ernährung e. V. (DGE) zum Ernährungsberater/DGE, Ernährungsmedizinischen Berater/DGE oder mit der Zertifizierung durch die Standesorganisationen (VDOE, VDD) oder des VFED oder die Registrierung bei der Deutschen Gesellschaft der qualifizierten Ernährungstherapeuten und Ernährungsberater – QUETHEB e.V.

■ Ärzte mit gültigem Fortbildungsnachweis gemäß Curriculum Ernährungsmedizin der Bundesärztekammer

Diese Zusatzqualifikationen sind Voraussetzung für eine Kostenübernahme oder Bezuschussung der Beratungskosten durch Krankenkassen. Wer eine solche Beratung in Anspruch nehmen möchte, sollte also schon im Vorhinein nachfragen, ob eine derartige „Kassenzulassung" vorliegt. In der Regel verweist Ihr behandelnder Onkologe sie aber natürlich nur an „zugelassene" – auf Ernährung bei Krebs spezialisierte – Ernährungstherapeuten.

Checklisten für das Gespräch mit Ihrem Ernährungsberater finden Sie ab Seite 139.

! Gut zu wissen

Ernährungstherapie ist immer etwas Individuelles. Sie verfolgt ein individuelles Therapieziel und basiert auf einem individuellen Therapieplan, umfasst die Erstellung individueller Ernährungspläne. Krebs ist nicht gleich Krebs! Das zeigt schon, dass allgemeine Aussagen wie „hilft bei Krebs" nur falsch sein können. Und es gibt immer eine Kooperation mit anderen Therapeuten – es wird nicht nebeneinander her gearbeitet. Und das können nur qualifizierte Ernährungsberater, die eine „Krankenkassenzulassung" haben.

3

Nahrungsergänzungsmittel richtig einkaufen

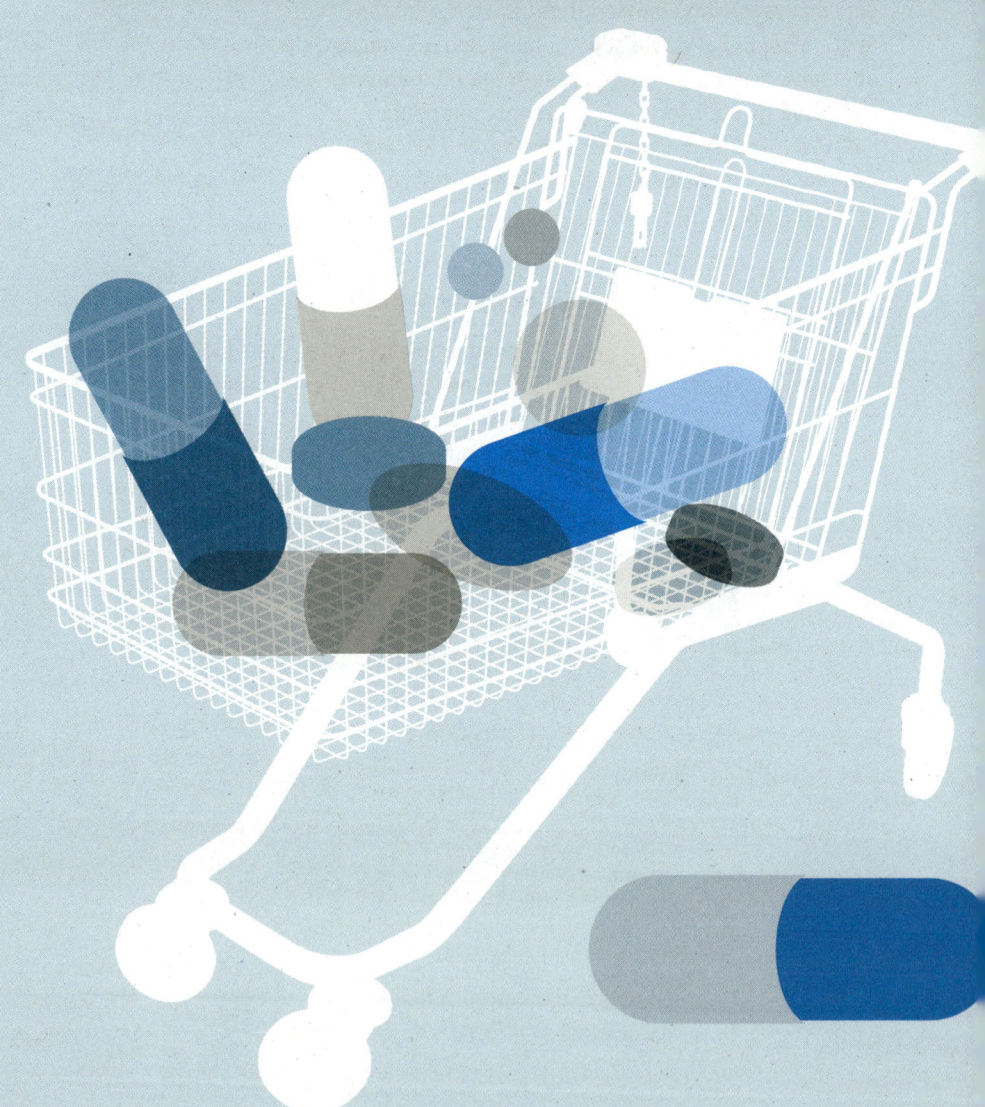

Einkaufsquellen für Nahrungsergänzungsmittel gibt es viele. Genauso wie es viele Unwägbarkeiten beim Einkauf von Supplementen gibt, die in den vorhergehenden Kapiteln beschrieben wurden. Nahrungsergänzungsmittel sind per se unsicherer als Arzneimittel (⸱⸱⸱⸱> Seite 18 ff.), gerade für schwerkranke Patienten.

Der sicherste Einkaufsort ist daher immer der stationäre Handel vor Ort, egal ob Apotheke, Drogeriemarkt, Supermarkt oder Reformhaus. Diese unterliegen einer regelmäßigen Überwachung durch die entsprechenden Aufsichtsbehörden. Hier gibt es Ansprechpartner und Verantwortliche. Zusätzlich kann es hilfreich sein, darauf zu achten, dass auch der Hersteller des Produkts in Deutschland sitzt.

Nahrungsergänzungsmittel werden besonders häufig auch im Direktvertrieb durch Berater und oft in häuslicher Umgebung verkauft. Von derartigen Einkäufen raten die Verbraucherzentralen eher ab. Zwar sind die Produkte in Deutschland (meistens) verkehrsfähig, trotzdem lässt die Beratungsqualität oft zu wünschen übrig. Wie die Erfahrungen der Verbraucherzentralen zeigen, wird hier sehr viel mit angeblichen Erfahrungsberichten und Heilungsversprechen gearbeitet – sprich unzulässig geworben (⸱⸱⸱⸱> Seite 16). Oft werden schlecht gemachte Studien als angebliche Beweise für Wirksamkeit herangezogen (⸱⸱⸱⸱> Seite 52), d.h. es

! Gut zu wissen

Nahrungsergänzungsmittel sind für Schwerkranke niemals problemlos – egal was ein Verkäufer sagt. Sprechen Sie vor der ersten Einnahme (besser noch vor dem Kauf) immer mit Ihrem behandelnden Onkologen, ziehen Sie ggf. einen Pharmakologen (Apotheker) hinzu.
Notieren Sie die Einnahme in Ihrem Krebspass oder Ihrer eigenen Gesundheitsmittelliste (⸱⸱⸱⸱> Seite 132).

wird weitaus mehr versprochen, als die Produkte leisten dürfen und können. Vor allem aber werden dort Nebenwirkungen negiert. Nur wenige Berater werden von der Lebensmittelüberwachung kontrolliert.

Einkaufen beim Arzt oder Ernährungsberater?

Das Ausnutzen der Vertrauensstellung gegenüber Hilfe suchenden Patienten entspricht nicht dem Berufsbild eines Arztes, dem das Wohl der Patienten oberstes Gebot sein sollte. Schließlich ist es für Sie als Patient nicht leicht, von Ihrem Arzt angepriesene Produkte abzulehnen oder sich eine Bedenkzeit zu erbitten, um eine zweite Meinung einzuholen oder einen Preisvergleich anzustellen.

Gerade bei schwerkranken Patienten dürfte ein solcher Fall eher selten vorkommen. Trotzdem ist wichtig, dass Sie sich als Patient vom Arzt nicht zum Kauf und zur Einnahme ganz bestimmter Nahrungsergänzungsmittel überreden lassen. Gegen eine Empfehlung des Arztes zur Ergänzung von Vitaminen und Mineralstoffen ist nichts einzuwenden – wie Sie gesehen haben, im Rahmen der Therapie unter Umständen sogar sehr hilfreich – doch ist Vorsicht geboten, wenn der Arzt auf ein ganz bestimmtes Mittel (oder einen bestimmten Händler) drängt und nur dieses angeblich in Frage kommt. Fragen an Ihren Arzt finden Sie ab Seite 133.

! Gut zu wissen

Erkennt der Arzt einen Nährstoffmangel, sollte er Ernährungsempfehlungen geben und bei Bedarf eine qualifizierte Ernährungsberatung befürworten. Er kann auch Empfehlungen für Supplemente geben, doch der Handel und somit der Verkauf oder die Vermittlung von Nahrungsergänzungsmitteln sind ihm während seiner ärztlichen Tätigkeit nicht gestattet. Der Hinweis des Arztes auf eine ihm nahe stehende Person oder der Verkauf durch in der Praxis vorbeikommende Dritte, die solche Produkte vertreiben, ist ebenso unzulässig.

Wenn ein Arzt gegen die Berufsordnung verstößt, sollte dies auch zum Schutze der anderen Patienten bei der jeweils zuständigen Landesärztekammer gemeldet werden.

Auch seriöse Ernährungsberater (⋯➔ ab Seite 84) verkaufen keine Produkte. Allerdings kann es im Rahmen einer Ernährungstherapie nötig sein, dass medikamentöse Ernährungszusätze und/oder künstliche Ernährung eingesetzt wird. Diese werden aber ärztlicherseits verordnet und nicht von Berater oder Therapeut selbst verkauft.

Einkaufen in der Apotheke?

Der Einkauf von Nahrungsergänzungsmitteln in der Apotheke hat den Vorteil einer persönlichen Beratung durch Fachpersonal. Diese müssen Sie allerdings auch einfordern (⋯➔ dazu Seite 137 Checkliste Apotheker). Kaufen

Sie alle Ihre Medikamente in ein und derselben Apotheke, gibt es in der Regel auch eine Kundendatei, sodass mögliche Wechselwirkungen schnell überprüft werden können. Als guter Kunde können Sie möglicherweise auch von Rabatten auf Nahrungsergänzungsmittel profitieren.

Für Nahrungsergänzungsmittel gibt es keine festen Preise. Jede Apotheke kann ihre Preise in diesem Segment frei kalkulieren, was zu kräftigen Preisunterschieden führen kann. Einige Marken sind apothekenexklusiv, das heißt sie werden nur in der Apotheke, nicht aber im Drogeriemarkt angeboten. Sie sind deswegen aber nicht zwangsläufig besser. Wie Sie bereits lesen konnten: Es kommt auf die Bioverfügbarkeit an (⸱⸱⸱⟶ ab Seite 29). Es gibt übrigens Hersteller, die exakt dieselben Produkte in dreierlei Verpackungen abfüllen, für die Eigenmarke des Drogeriemarkts, für die Apotheke und für den Arzt.

In sogenannten Discount-Apotheken sind Nahrungsergänzungsmittel unter Umständen preiswerter erhältlich. Außerdem gibt es die Möglichkeit bei Versandapotheken (⸱⸱⸱⟶ Seite -93) zu bestellen.

! Gut zu wissen

Alle in Deutschland zugelassenen Apotheken sind zur Beratung verpflichtet, wenn es aus Gründen der Arzneimittelsicherheit angezeigt ist! Und das ist bei möglichen Wechselwirkungen zwischen Arznei- und Nahrungsergänzungsmitteln natürlich der Fall. Besonders hilfsbereit ist man aber sicherlich dort, wo Sie regelmäßig einkaufen.

Einkaufen im Internet?

Sie wissen spätestens nach der bisherigen Lektüre dieses Ratgebers, dass Begriffe wie „Natur" oder „natürliche Wirkstoffe" keine Garantie sind für Sicherheit (⟶ Seite 35). Sie werden jetzt auch nicht (mehr) durch wohlklingende Werbeaussagen geblendet, lassen sich nicht (mehr) von angeblichen Studien verführen (⟶ Seite 49 und 104).

Wie sieht es nun bei einem Internet-Einkauf aus: Je nach Zahlungsmodalitäten besteht prinzipiell die Gefahr zwar bezahlt, die bestellten Nahrungsergänzungsmittel aber nicht oder falsch geliefert bekommen zu haben. Dem kann man weitestgehend begegnen. Schlimmer sind mögliche Gesundheitsgefahren.

Schutz vor wirtschaftlichem Schaden

Internetadressen mit der Endung .de, Internetseiten in deutscher Sprache oder die Abbildung der deutschen Flagge können leicht über den tatsächlichen Sitz der Anbieter hinwegtäuschen, ein Blick in das Impressum verrät mehr. Prüfen Sie immer, ob die Webseite ein Impressum hat und ob dort eine verantwortliche Person oder Organisation mit einer vollständigen, in Deutschland tatsächlich existierenden Postanschrift und deutscher Telefonnummer genannt ist. Sie können auch bei Denic überprüfen, wer Inhaber der Internetadresse ist. Idealerweise stimmen beide überein.

ⓘ ⟶ www.denic.de

Generell empfiehlt es sich, nach Shops mit einem von
der Initiative D21 empfohlenen Gütesiegel zu suchen. Die
vom Bundesjustizministerium unterstützte Initiative D21
hat Qualitätskriterien für Online-Angebote entwickelt und
eine Liste der empfehlenswerten Gütesiegelanbieter zu-
sammengestellt.

ⓘ ┈┈⟶ www.internet-guetesiegel.de

Idealerweise bezahlen Sie die Ware erst nach Erhalt der
Lieferung. Zweitsicherste Lösung ist die Zahlung per
Lastschrift oder die Nutzung eines Sicherungssystems
wie PayPal. Dann können Sie Ihr Geld bei Nicht-Lieferung
zurückbuchen lassen. Aber auch wenn Sie mit Kredit-
karte bezahlen, haben Sie die Möglichkeit bei Erhalt der
Abrechnung Protest gegen eine Abbuchung (wegen nicht
erbrachter Gegenleistung) einzulegen.

ⓘ ┈┈⟶ www.surfer-haben-rechte.de

Schutz vor gesundheitlichem Schaden

Aus Verbraucherbefragungen ist bekannt, dass Nahrungs-
ergänzungsmittel-Bestellungen im Internet gerne bei
Apotheken vorgenommen werden. Das Wort „Apotheke"
allein bietet aber keine Sicherheit, zumal das typische
rote Apotheken-A mit Schlange und Giftschale gerne
gefälscht wird. Es darf nämlich nur von Mitgliedern des
deutschen Apothekerverbands verwendet werden!

Auch hier hilft der Blick ins Impressum weiter. Dort sollten
neben Name und Adresse das zuständige Registergericht,
die Handelsregisternummer, die zuständige Aufsichtsbe-
hörde, die zuständige Apothekerkammer und die jeweilige Berufsordnung sowie die Umsatzsteuer-Identifika-
tionsnummer aufgeführt sein.

Derzeit gibt es mehr als 2000 (Internet-)Versandapotheken in Deutschland. Eine Erlaubnis zum Versandhandel bekommen nur zugelassene deutsche Präsenzapotheken. Da für Apotheken aus Großbritannien, den Niederlanden, Island und Tschechien ähnlich strenge Auflagen für den Vertrieb gelten wie in Deutschland, gibt es auch dort welche, die Arzneimittel hierher versenden dürfen. Eine Liste registrierter, seriöser Versandapotheken gibt es im Internet. Außerdem erkennt man diese Apotheken am nebenstehenden Sicherheitslogo. Der Klick auf das Logo startet die Abfrage im Versandapothekenregister beim Deutschen Institut für medizinische Dokumentation und Information (DIMDI).

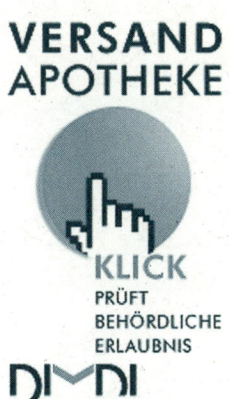

ⓘ ┄┄⟩ **www.dimdi.de** ┄┄⟩ Arzneimittel - Versandapothekenregister

Das Logo der Stiftung Warentest wird ebenfalls gerne missbraucht. Beispielsweise werden Tests genannt, die es nie gegeben hat. Hier hilft ein kurzer Blick auf die Seiten der Stiftung; Kurzinfos zu allen Test sind kostenlos erhältlich, Ausführlicheres ist kostenpflichtig.

ⓘ ┄┄⟩ **www.test.de**

Nicht zuletzt ist auch das Logo verschiedener Behörden, z.B. des Bundesinstituts für Arzneimittel und Medizinprodukte, häufiger auf unseriösen Internetseiten zu finden. Wichtig: Deutsche Überwachungsbehörden stellen weder ihren Namen noch ihr Zeichen für Anbieterseiten zur Verfügung.

Problemfall Internet-Marktplatz
Grundsätzlich sollte man auch bei „Auktionen" auf deutschen Internet-Marktplätzen vorsichtig sein. Die Marktplätze, egal ob amazon, ebay, ebid, hood, ioffer etc., bieten keine Sicherheit und sind für die Angebote

anderer, also derjenigen, die über diese Marktplätze verkaufen, nicht verantwortlich! Das gilt auch, wenn der Versand durch den Marktplatz selbst oder aus dessen Versandlagern erfolgt. Deswegen sollten Sie dort keinesfalls Nahrungsergänzungsmittel von Privatpersonen kaufen, schon gar keine angebrochenen Produkte. Bevor Sie dort irgendetwas bestellen, sollten Sie gezielt nach den Firmenangaben des Anbieters suchen. Fehlen solche, sollten Sie auf eine Bestellung verzichten. Achten Sie darauf, dass die gewerblichen Anbieter einen real existierenden Firmensitz in Deutschland haben – Hoteladressen und Häuser mit vielen hundert Briefkastenadressen sind sehr beliebt. Seien Sie sehr kritisch hinsichtlich der Bewertungen.

Testkäufe der Verbraucherzentrale NRW haben gezeigt, dass im Internet immer wieder Nahrungsergänzungsmittel mit nicht angegebenen illegalen und sehr schädlichen Zutaten verkauft werden.

Einkaufen im Ausland?

Beim Kauf von Produkten im Nicht-EU-Ausland (egal ob auf Reisen – zum Beispiel in die Türkei oder Thailand – oder per Versandbestellung) sollten Sie beachten, dass das, was dort als Nahrungsergänzungsmittel verkauft wird, hierzulande unter Umständen als Arzneimittel eingestuft wird, z.B. hochdosierte Vitamine oder Ginsengwurzeln. Die Einfuhr derartiger Waren ist deshalb im Reiseverkehr auf den üblichen persönlichen Bedarf beschränkt. Eine Weitergabe an andere ist verboten. In Postsendungen ist die Einfuhr generell verboten. Der Zoll gibt die Sendung nicht frei, und Sie erhalten die bestellte (und oft auch schon bezahlte) Ware nicht. Im schlimmsten Fall kann Ihnen sogar eine Strafanzeige wegen Imports illegaler Arzneimittel drohen.

Sie sollten sich daher über die enthaltenen Zutaten informieren und ggf. bei der Lebensmittelüberwachung nachfragen, ob diese in Deutschland erlaubt sind. Hinweise von Versendern wie „wird aus der EU geliefert" oder „keine Probleme beim Zoll" bedeuten nicht, dass die Produkte legal sind. Meist bedeutet es nur, dass der Versender Möglichkeiten gefunden hat, den Zoll zu umgehen. Und das heißt umgekehrt, dass der Gesundheitsschutz nicht mehr gewährleistet ist.

ⓘ ┅┅⟩ www.zoll.de ┅┅⟩ Privatpersonen, Reisen, Rückkehr aus Nicht-EU-Ausland, Einschränkungen

Einige in Deutschland nicht erhältliche Substanzen können Sie möglicherweise über eine Apotheke importieren lassen, die auch die Formalitäten und die Abwicklung klärt. Allerdings stellt sich die Frage, ob Sie wirklich Nahrungsergänzungsmittel zu sich nehmen wollen, die hier aus gutem Grund nicht erlaubt sind. Sprechen Sie auf jeden Fall vorher mit Ihrem behandelnden Arzt!

Wer trägt die Kosten?

Grundsätzlich werden die Kosten jeder anerkannten heilenden oder lindernden Therapie von der Krankenkasse übernommen. In der gesetzlichen Krankenversicherung

(GKV) hat nämlich jeder Versicherte Anspruch auf Versorgung mit in Deutschland zugelassenen, apothekenpflichtigen Arzneimitteln. Bestimmte Arzneimittel dürfen die Krankenkassen aber auch bei einer ärztlichen Verordnung aufgrund weiterer gesetzlicher Regelungen nicht bezahlen. Dazu gehören beispielsweise Arzneimittel zur Behandlung geringfügiger Gesundheitsstörungen (wie Hustensaft bei einer Erkältung), Arzneimittel, die als unzweckmäßig oder unwirtschaftlich gelten und auf einer Negativliste stehen sowie die meisten nicht verschreibungspflichtigen Arzneimittel. Hierfür wird dann das grüne Rezept verwendet, im Gegensatz zum rosafarbenen Kassen- oder dem blauen Privatrezept. Es ist in erster Linie ein Merkzettel für Sie als Patient, aber auch eine Information für den Apotheker. Es gibt jedoch auch eine ganze Reihe von nicht verschreibungspflichtigen Arzneimitteln, für die die Krankenkassen gerade bei Krebserkrankungen trotzdem die Kosten übernehmen.

Bei Nahrungsergänzungsmitteln sieht die Situation anders aus. Die Kosten für Supplemente müssen in der Regel vom Patienten selbst getragen werden. Allerdings sind die Preise extrem unterschiedlich. Manches bekommt man in identischer Zusammensetzung im Discounter, Super- oder Drogeriemarkt sehr viel günstiger als in der Apotheke, vom häufig noch viel teureren Direktvertrieb (Verkauf durch Berater, nicht in Geschäften erhältlich) ganz abgesehen. Auch Produkte, die Ihnen direkt in der Arztpraxis (⟶ Seite 88) angeboten werden, sind längst nicht immer besser und schon gar nicht ohne (preiswerte) Konkurrenz aus der Apotheke.

Möglicherweise haben Sie selbst nicht die Kraft, sich eingehend mit einem Produktvergleich zu beschäftigen. Bitten Sie einen Angehörigen oder Freund darum und ziehen Sie zur Beurteilung ggf. einen Apotheker Ihres Vertrauens hinzu. Das hilft, viel Geld zu sparen, was durch lange Krankheit möglicherweise sowieso schon knapper geworden ist.

Manche Produkte werden nur apothekenexklusiv angeboten, sind außerhalb also gar nicht erhältlich. Wenn es genau diese sein sollen, dann bietet sich ein Preisvergleich bei verschiedenen Versandapotheken an (Versandkosten berücksichtigen!) (⋯⇢ Seite 93).

Gerade bei Nahrungsergänzungsmitteln gibt es zahlreiche Untersuchungen der Stiftung Warentest, die die verschiedensten gängigen Produkte unter die Lupe genommen haben und ungeeignete Dosierungen, unsinnige Kombinationen oder falsche Versprechungen gefunden, aber auch das Preis-Leistungs-Verhältnis bewertet haben. Zwar sind diese Supplemente meist für die Verwendung bei Gesunden geprüft worden, trotzdem lassen sich daraus Anhaltspunkte gewinnen und als Gesprächsbasis nutzen. Alle Tests können im Internet für wenig Geld heruntergeladen werden.

ⓘ ⋯⇢ www.test.de

Auch ergänzende bilanzierte Diäten (EBD) gehören in der Regel nicht zur Kassenleistung. Wenn allerdings ein echter (nachgewiesener) Nährstoffmangel vorliegt, der behoben werden muss und das nicht durch eine entsprechende Ernährung möglich ist, kann der Arzt diesen Nährstoff (z.B. Selen, Eisen oder Folsäure) auch in Form eines Arzneimittels verschreiben, für das die Krankenkasse dann die Kosten übernimmt. Das ist allerdings nur für Vitamine, Mineralstoffe, Spurenelemente und bestimmte Fettsäuren möglich, nicht dagegen für Pflanzenextrakte und sekundäre Pflanzenstoffe wie bestimmte Carotinoide, Anthocyane oder Bioflavonoide. In der Regel handelt es sich dann aber auch nicht unbedingt um Tabletten, sondern beispielsweise um Spritzen oder um eigens

hierfür zusammengestellte Trinknahrungsprodukte oder
sogenannte Astronautenkost.

Hilfe, wenn die Krankenkasse nicht zahlen will

Was ist zu tun, wenn die Krankenkasse eine Behandlung
ablehnt? Was ist, wenn Arzt, Heilpraktiker (⸭ Seite 136),
Ernährungsberater oder andere Kostenträger Rechnungen
schicken, die Sie nicht verstehen, wenn Sie Behandlungs-
wege, Medikamente oder Gefahren von Nahrungsergänzungsmitteln nicht einschätzen können?

In vielen Bundesländern, so auch in Nordrhein-Westfalen,
kann man sich insbesondere zur Kostenübernahme durch
die Krankenkasse oder bei Konflikten mit Arzt oder Kran-
kenhaus bei den Verbraucherzentralen beraten lassen.

ⓘ ⸭ www.vz-nrw.de/link198810A

ⓘ ⸭ www.verbraucherzentrale.de

Daneben gibt es die Unabhängige Patientenberatung
(UPD). Sie wird vom Sozialverband VdK Deutschland,
dem Bundesverband der Verbraucherzentralen und dem
Verbund unabhängiger Patientenberatung getragen. Sie
berät jeden Wochentag ganztägig telefonisch (kostenlos
aus dem Festnetz), darüber hinaus via Internet. An zwei
Tagen pro Woche gibt es auch eine Beratung in russischer
und türkischer Sprache. Zusätzlich kann man sich in
21 Beratungsstellen (in jedem Bundesland mindestens
eine), persönlich beraten lassen. Die UPD versteht sich
als neutraler und unabhängiger Lotse durch das Gesund-
heitssystem und will Patienten bei der Wahrung ihrer
Rechte helfen. Dabei ist es egal, ob man gesetzlich, privat
oder gar nicht versichert ist, ob man als Patient oder als

Angehöriger Rat sucht. Alle Anfragen werden vertraulich behandelt, man kann aber auch anonym bleiben.

Darüber hinaus wird dort eine unabhängige Arzneimittelberatung für Patienten angeboten. In Zusammenarbeit mit der medizinischen Fakultät der Universität Dresden wird bundesweit und kostenfrei zu allen Fragen der Arzneimittelanwendung und Arzneitherapie beraten – telefonisch oder per Mail.

ⓘ ····⟩ www.unabhaengige-patientenberatung.de

ⓘ ····⟩ www.arzneimittelberatungsdienst.de

Hinweise auf Broschüren zum Thema Sozialrecht sowie zu Leistungsansprüchen, die für Krebspatienten im Sozialrecht festgelegt sind, gibt es beim Krebsinformationsdienst des Deutschen Krebsforschungszentrums.

ⓘ ····⟩ www.krebsinformationsdienst.de/
　　　　wegweiser/broschueren/sozialrecht.php

Unter Umständen steuerlich absetzbar

Krankheitskosten, die zur Heilung oder Linderung einer Krankheit aufgewendet werden, sind als außergewöhnliche Belastungen steuerlich abzugsfähig (nach § 33 Einkommensteuergesetz, EStG). Sie wirken sich allerdings nur dann steuermindernd aus, wenn die zumutbare Eigenbelastung überschritten wird. Das kann bei einer schweren Erkrankung durchaus der Fall sein. Deswegen sollten Sie alle Quittungen für Arzneimittel, Zuzahlungen, Hilfsmittel, Ernährungsberatung, Besuchsfahrten etc. sammeln. Auch das (quittierte) grüne Rezept kann zum Nachweis der ärztlichen Empfehlung dienen. In der Einkommensteuerdurchführungs-Verordnung (§ 64 EStDV) heißt es:

„Den Nachweis der Zwangsläufigkeit von Aufwendungen im Krankheitsfall hat der Steuerpflichtige zu erbringen: durch eine Verordnung eines Arztes oder Heilpraktikers für Arznei-, Heil- und Hilfsmittel [...], durch ein amtsärztliches Gutachten oder eine ärztliche Bescheinigung eines Medizinischen Dienstes der Krankenversicherung [...] für wissenschaftlich nicht anerkannte Behandlungsmethoden" **vor** Beginn der Maßnahme oder dem Erwerb. Erkundigen Sie sich frühzeitig bei einem Steuerberater, einem Lohnsteuerhilfeverein oder auch beim Finanzamt, welche Bedingungen Sie genau erfüllen müssen.

Und es müssen nicht unbedingt nur zugelassene Arzneimittel sein: Jeder Patient hat das Recht sich auch an einen Strohhalm in Form eines Nahrungsergänzungsmittels zu klammern und auf ein Wunder zu hoffen. Für die steuerliche Absetzbarkeit ist es unter bestimmten Voraussetzungen nicht mehr wichtig, ob das Produkt (bewiesenermaßen) hilft.

 Rechtliche Situation

Das sagt der Bundesfinanzhof (Az. VI R 11/09 vom 02.09.2010) dazu: Kosten für eine Behandlung, der es objektiv an der Eignung zur Heilung oder Linderung mangelt, sind als außergewöhnliche Belastung steuerlich absetzbar, wenn der Steuerpflichtige an einer unheilbaren Erkrankung mit begrenzter Lebenserwartung leidet. Hier zählt nicht mehr die medizinische Notwendigkeit, sondern die Ausweglosigkeit der Lebenssituation, die den „Griff nach jedem Strohhalm" rechtfertigt.
Voraussetzung für die Abzugsfähigkeit von Aufwendungen für Außenseitermethoden nach § 33 EStG ist allerdings, dass die Behandlung von einer Person vorgenommen wird, die zur Ausübung der Heilkunde zugelassen ist.

Wo bekomme ich vertrauenswürdige Informationen?

Heutzutage ist das Internet eine der wichtigsten Informationsquelle für viele Patienten. Allerdings können die Fülle der Daten, die allzu plakativen Beschreibungen, die vielen gegensätzlichen Meinungen und die Unsicherheit über die Vertrauenswürdigkeit der Seiten ziemlich verwirren.

Deswegen wurde 1995 die Stiftung „Health On the Net" (HON) gegründet. Sie sitzt in der Schweiz und ist eine von den Vereinten Nationen anerkannte gemeinnützige Nichtregierungsorganisation (NGO). Das Ziel von HON ist es, vertrauenswürdige Internetquellen für Gesundheitsinformationen transparent zu machen und sowohl Patienten als auch Medizinern zu helfen, nützliche und zuverlässige medizinische Informationen im Netz zu finden. Internetseiten, die als zuverlässig und glaubwürdig eingestuft wurden, bekommen ein Zertifikat, den „HONcode". Das Siegel mit dem Datum der Zertifizierung findet sich auf den Seiten der jeweiligen Anbieter. Darüber hinaus gibt es die Suchmaschine HONsearch, mit deren Hilfe im Internet gezielt nach HON-zertifizierten Seiten gesucht werden kann.

Kritisch zu sehen ist, dass auch Internetseiten, denen wirtschaftliche Interessen zugrunde liegen, von HON zertifiziert werden, ohne dass es eine deutliche Unterscheidung zwischen Non-Profit- und For-Profit-Anbietern gibt. Außerdem sagt das Siegel nichts über die Qualität der Informationen aus.

ⓘ ┄┄┊ www.hon.ch/home1_de.html

ⓘ ┄┄┊ www.hon.ch/HONsearch

In Deutschland gibt es darüberhinaus das Aktionsforum Gesundheitsinformationssystem (afgis) e.V.. Es ist ein bundesweiter Zusammenschluss von Verbänden, Unternehmen und Einzelpersonen zur Förderung der Qualität von Gesundheitsinformationen. Das von afgis e.V. vergebene Qualitätslogo dient zur Kennzeichnung von qualitativ hochwertigen Gesundheitsinformationsangeboten im Internet. Mit einem Klick auf das Logo gelangt man in eine Datenbank, in der alle wichtigen Angaben über das Internetangebot und seine Betreiber zu finden sind. Auf der Internetseite von afgis selber gibt es eine Liste aller

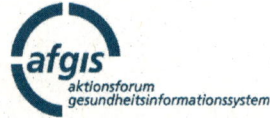

zertifizierten Anbieter.

ⓘ ┄┄┊ www.afgis.de

ⓘ ┄┄┊ www.afgis.de/afgis-logo/aqdb/anbieter

Vertrauenswürdige Informationen zu Nahrungsergänzungsmitteln bekommen Sie unter anderem bei folgenden Organisationen:

Institut für Qualität und Wirtschaftlichkeit im Gesundheitswesen (IQWiG)
ⓘ ┄┄┊ www.gesundheitsinformation.de

Krebsinformationsdienst des Deutschen Krebsforschungszentrums
ⓘ ┄┄┊ www.krebsinformation.de/themen/ behandlung

Deutsche Krebsgesellschaft

ⓘ ┄┄⟩ www.krebsgesellschaft.de

Krebsgesellschaft NRW

ⓘ ┄┄⟩ www.komplementaermethoden.de

National Cancer Institute at the National Institutes of
Health (englischsprachig)

ⓘ ┄┄⟩ www.cancer.gov

Memorial Sloan-Kettering Cancer Center (englischsprachig)

ⓘ ┄┄⟩ www.mskcc.org/mskcc/html/11570.cfm

Bundesinstitut für Risikobewertung

ⓘ ┄┄⟩ www.bfr.bund.de ┄┄⟩ Nahrungsergänzungs
mittel

Bundesamt für Verbraucherschutz und Lebensmittelsicherheit

ⓘ ┄┄⟩ www.bvl.bund.de ┄┄⟩ Lebensmittel, für
Verbraucher, Nahrungsergänzungsmittel

Deutsche Gesellschaft für Ernährung

ⓘ ┄┄⟩ www.dge.de

Ernährungsportal NRW

ⓘ ┄┄⟩ www.ernaehrungsportal.nrw.de

Eine kritische Begutachtung von Nahrungsergänzungsmitteln und deren Bewerbung speziell zum Einsatz bei
Erkrankungen bieten das Esowatch-Wiki und (englischsprachig) Quackwatch.

ⓘ ┄┄⟩ www.esowatch.com (nicht .de!)

ⓘ ┄┄⟩ www.quackwatch.com

Achtung, Quacksalberei!

Viele Nahrungsergänzungsmittel mit Noni, Aloe vera, Mangostane oder Açai werden von unseriösen Anbietern als wirksames Produkt gegen Krebs mit Aussagen wie „zerstört Krebszellen" angeboten. Meistens wird einfach eine starke Behauptung ohne jeglichen Beweis aufgestellt, an ihrer Statt werden verbotenerweise Dankesschreiben und Erfahrungsberichte (⋯⋗ Seite 44) abgedruckt oder ins Internet gestellt. Wirkprinzipien werden nur selten genannt, wenn doch, haben sie häufig eine pseudowissenschaftliche Grundlage, stehen Überlegungen und Modelle dahinter, die sich vom modernen wissenschaftlichen Verständnis unterscheiden. (⋯⋗ Seite 48 f.). So gibt es Ideen, wonach Krebs durch Giftstoffe verursacht wird, die mittels bestimmter Stoffe gebunden und ausgeleitet werden sollen, Krebs durch eine Übersäuerung des Organismus entstanden sei und man den Körper jetzt gezielt entsäuern müsse oder man einfach nur das Immunsystem stärken oder den Stoffwechsel aktivieren brauche, um die Krebszellen zu bekämpfen.

Die meisten dieser Produkte dürften unwirksam sein und nur Ihren Geldbeutel schröpfen. Trotzdem ist nicht auszuschließen, dass sie auch eine Gefahr für die Krebsbehandlung darstellen können (⋯⋗ Seite 76 ff.).

Weitere Informationen zum Stichwort Quacksalberei finden Sie auch unter

ⓘ ⋯⋗ www.gute-pillen-schlechte-pillen.de

Scharlatanerie ist umso wahrscheinlicher, je mehr mit folgenden Aussagen geworben wird:

Das Produkt …

- bekommt durch wiederholten Hinweis auf seine Herkunft aus exotischen Regionen (etwa Regenwald, Himalaja) und von erst kürzlich entdeckten Naturstämmen besondere Attraktivität.
- wird mit emotionalen oder magischen Worten wie „natürlich", „biologisch", „ganzheitlich", „alternativ", „wunderbar" etc. beworben.
- hilft angeblich dort, wo die Schulmedizin versagt (hat), speziell in ausweglosen Situationen.
- soll besonders wirksam sein. Als Beweis werden umfangreiche Erfahrungsberichte „geheilter", dem „Tode entrissener" oder „von den Ärzten aufgegebener" Patienten herangezogen. Nachvollziehbare Daten aus kontrollierten klinischen Studien oder entsprechende Literaturquellen werden nicht genannt (⋯⟩ Seite 54). bzw. dessen Erfolge werden vor allem durch Mund-zu-Mund-Propaganda, Medienberichte und Forumsbeiträge im Internet weiterverbreitet. (⋯⟩ Seite 38)
- wirkt angeblich gegen eine Vielzahl verschiedener Erkrankungen, die nichts miteinander zu tun haben, und dies in allen Krankheitsstadien.
- hat keine Nebenwirkungen und kennt keine Gegenanzeigen (Kontraindikationen).
- lindert angeblich die Nebenwirkungen der Verfahren, die die Schulmedizin gegen die spezielle Krankheit einsetzt.
- soll in dieser Qualität nur zeitlich begrenzt oder nur bei „Beratern" dieser Firma erhältlich sein.
- wird nicht in Drogeriemärkten oder Apotheken verkauft.
- wird angeblich schon seit langer Zeit verwendet, ohne offiziell anerkannt zu sein.
- ist so erfolgreich, dass unverständlich bleibt, warum keine Zulassung als Arzneimittel existiert – als Begründung folgt meist, dass auf Pflanzen keine Patente angemeldet werden können.

- ist so gut, dass Apotheker davon abraten würden, um ihren lukrativen Gewinn durch Arzneimittel nicht zu schmälern (⇢ Seite 58).
- wird durch Ärzte oder Wissenschaftler aus dem In- und Ausland beworben, die entweder frei erfunden sind oder der Schulmedizin entsagt haben und ihre wahre Berufung erkannt haben.

Verdächtig ist außerdem, wenn sich die versprochenen Wirkungen aus Anzeigen, Faltblättern oder Internet auf der Packung nicht wiederfinden, sondern dort lediglich Begriffe wie „Nahrungsergänzungsmittel" oder „zur unterstützenden Behandlung einer Diät" oder „zugelassen nach EU-Richtlinie" (⇢ Seite 16 f.) auftauchen.

Und: Angepriesene Nahrungsergänzungsmittel, die „nur in der Apotheke" erhältlich sind, kann man auch nur dort erwerben. Das sagt aber nichts über die Qualität des Produkts aus. Tatsächlich ist es leichter, ein Supplement in einem Apothekensortiment als in dem eines Drogerie- oder Supermarkts platziert zu bekommen. Die Apotheke muss das Produkt nämlich nicht vorrätig halten, sondern kann es binnen weniger Stunden über den Großhandel besorgen. In einer guten Apotheke wird man Ihnen von derartigen Nahrungsergänzungsmitteln abraten, vor allem in Zusammenhang mit einer Krebserkrankung (⇢ Seite 89 ff.).

! Gut zu wissen

Die Pharmazentralnummer (PZN) auf Nahrungsergänzungsmitteln ist nur eine Bestellnummer für den Apothekengroßhandel. Es ist keine Zulassungsnummer (Zul.Nr.) und keine Prüfnummer.

Checkliste Einkauf

Fragen, die Sie sich (und ggf. auch Ihrem Therapeuten-
team) vor dem Kauf oder der Verwendung eines Nahrungsergänzungsmittels stellen sollten:

- ☐ Was soll das Nahrungsergänzungsmittel für mich tun?
- ☐ Ist das Produkt dafür geeignet? Kann es mir wirklich
  helfen? Hat mich nur die Werbung beeindruckt? Oder
  will ich es einem mir nahestehenden Menschen zuliebe
  ausprobieren?
- ☐ Was gibt es an positiven/negativen Erfahrungen mit
  diesen Inhaltsstoffen oder diesem Produkt?
- ☐ Gibt es Studien dazu, wie ist die Qualität der Studien?
- ☐ Wenn es keine Produktstudien gibt: Enthält das Nahrungsergänzungsmittel auch genau die Substanzen/
  den Extrakt und die Dosierung an Wirkstoffen, die in
  den Studien untersucht wurden?
- ☐ Ist die Substanz in Deutschland erlaubt?
- ☐ Welche anderen Zutaten sind enthalten? Gehen davon
  potentielle Gefahren aus?
- ☐ Wie sieht es aus mit Allergenen? Vertrage ich die angegebenen Zusatzstoffe (Farbstoffe, Konservierungsmit-
  tel, Süßstoffe, Aromen)?
- ☐ Wie muss ich das Nahrungsergänzungsmittel richtig
  verwenden?
- ☐ Passt die Form (Tablette, Tropfen, etc.) zu mir und meinen Krankheitseinschränkungen?
- ☐ Kommt es eventuell zu einer Überdosierung, weil
  bestimmte Stoffe auch in anderen von mir genutzten
  Nahrungsergänzungsmitteln oder angereicherten Lebensmitteln enthalten sind?
- ☐ Kann das Mittel die Wirkung meiner Medikamente oder
  die notwendigen Therapien beeinträchtigen?

☐ Wann ist der richtige Zeitpunkt für dieses Nahrungsergänzungsmittel während der verschiedenen Krank-
heits- bzw. Behandlungsphasen?

☐ Was kostet das Nahrungsergänzungsmittel pro Tag?
Kann ich mir das leisten?

☐ Weiß ich etwas zum Kosten-Nutzen-Verhältnis? Ist es
mir das wert?

☐ Was sagt mein Arzt/Apotheker/Ernährungsberater
dazu?

☐ Habe ich mein Therapeuten-Team über den Einnahme-
wunsch/die Einnahme informiert?

4

„Wundermittel" von A–Z

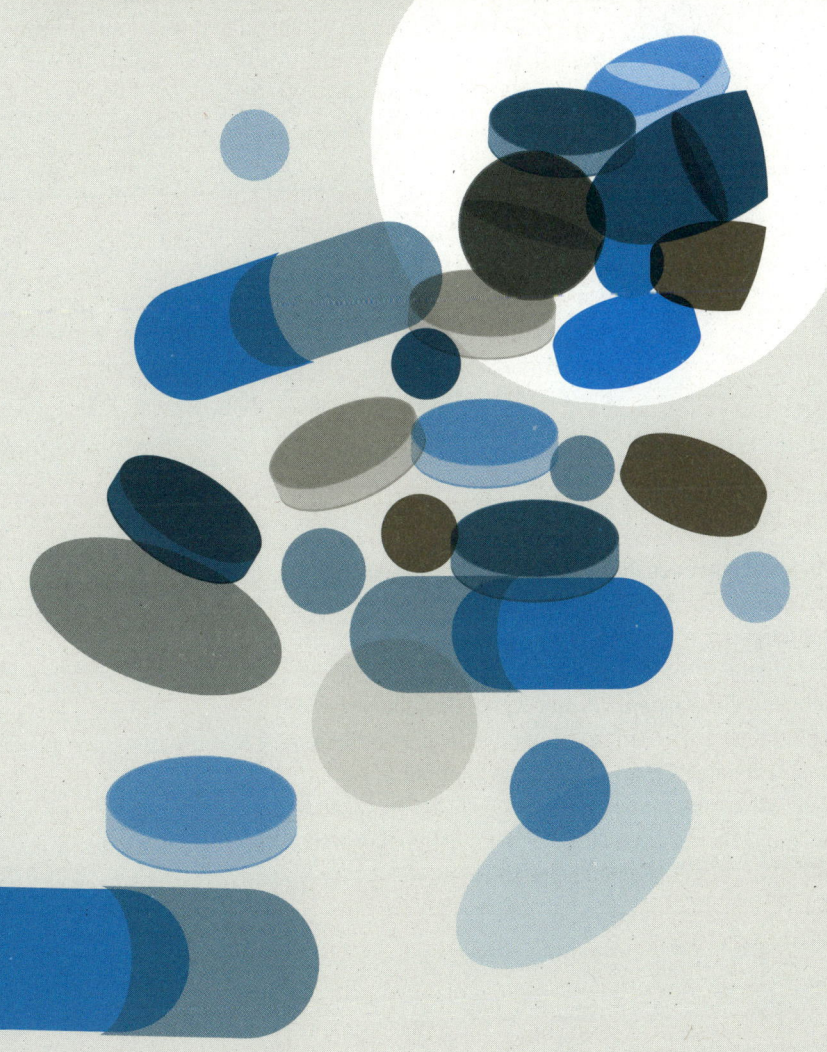

Es werden zahlreiche Nahrungsergänzungsmittel mit den unterschiedlichsten Inhaltsstoffen gegen Krebs beworben. Nur selten gibt es wirklich gute Studien, die eine Wirksamkeit belegen (⤳ Seite 52 ff.). Manch eine Zutat kann sogar schädlich sein, andere sind als Nahrungsergänzungsmittel in Europa verboten. Grundsätzliches zu möglichen Gefahren haben wir Ihnen bereits im Abschnitt „Wie können Nahrungsergänzungsmittel schaden?" (⤳ Seite 73) dargestellt. An dieser Stelle wollen wir Ihnen eine kurze Übersicht über einige typische „natürliche" Wundermittel geben, nach denen bei uns häufiger gefragt wird. Tatsächlich werden weit über 600 verschiedene Substanzen als Nahrungsergänzungsmittel gegen Krebs angeboten. Hier geht es ausdrücklich nicht um Mikronährstoffe wie Vitamine, Mineralstoffe oder Fettsäuren. Näheres dazu lesen Sie ab Seite 63 im Abschnitt „Nahrungsergänzungsmittel: Ist ihr Stellenwert anerkannt?" sowie ab Seite 68 „Nahrungsergänzungsmittel – Was können sie leisten?".

✳ Wichtig

Die nachstehenden Informationen sollen Ihnen eine erste Einschätzung eines angebotenen Stoffes in einem Nahrungsergänzungsmittel ermöglichen. Sie gelten nicht für Arzneimittel. Sie ersetzen auch keine professionelle Beratung durch einen Arzt oder Apotheker, insbesondere hinsichtlich des Konsums während einer Krebserkrankung und deren Behandlung. Wenn überhaupt, haben Nahrungsergänzungsmittel höchstens eine ergänzende Funktion, sie können niemals eine Krebstherapie ersetzen! (Dazu auch ⤳ Kasten Seite 10.)

	Das bedeutet:
! Propagierte Anti-Krebswirkung im Nahrungsergänzungsmittel (NEM)	Diese Wirkung wird der Zutat in Werbung und Internetforen zugeschrieben.
Wissenschaftlich gesichert?	Ja: Für bestimmte definierte Inhaltsstoffe ist eine positive Wirkung bei einer Krebserkrankung wissenschaftlich belegt. Nein: Es liegen keine/nicht genügend Humanstudien vor, um eine Aussage zu treffen. Bei Nahrungsergänzungsmitteln hapert es in der Regel schon an den nicht ausreichend definierten Inhaltsstoffen (⤏ Seite 19).
In Europa erlaubt?	Ist diese Zutat als Nahrungsergänzungsmittel in Europa erlaubt? Manchmal ist eine Pflanze als normales Lebensmittel hier zwar nicht erlaubt, wohl aber als Nahrungsergänzungsmittel. Genauso gut ist es auch umgekehrt möglich, insbesondere wenn es sich um hochkonzentrierte Extrakte handelt.
Mögliche Gefahren:	Es geht hier in erster Linie um die Verwendung während einer Krebserkrankung. Liegen uns Hinweise auf Wechselwirkungen mit Medikamenten vor, haben wir diese genannt. Aus dem Fehlen entsprechender Hinweise darf aber nicht geschlossen werden, dass es keine gibt! Inwieweit und wann ein Nahrungsergänzungsmittel während einer Krebsbehandlung verwendet werden darf, ist immer die Entscheidung des Arztes! Grundsätzlich dürfen – wenn vom Arzt nicht anders gesagt – die angegebenen Tageshöchstmengen nicht überschritten werden. Ansonsten gelten sämtliche auf Seite 18 und Seite 73 genannten Einschränkungen. Es werden hier auch Gefahren genannt, die bereits aufgetreten sind (Beispiele ⤏ Seite 22f.), aber nur einen kleinen Teil der am Markt befindlichen Produkte betreffen.

Açai-Beere

Propagierte Anti-Krebswirkung im NEM	Zerstört Krebszellen; antioxidativ
Wissenschaftlich gesichert?	Nein, nur Laborversuche, keine Humanstudien
In Europa erlaubt?	Ja
Mögliche Gefahren:	Antioxidative Nahrungsergänzungsmittel nur mit ausdrücklicher ärztlicher Genehmigung nehmen. Gegen das Obst bestehen keine Bedenken.

Aloe vera

Propagierte Anti-Krebswirkung im NEM	Stärkung des Immunsystems; als wichtigster Inhaltsstoff gilt das Acemannan
Wissenschaftlich gesichert?	Nein. Studien liegen nur zur äußerlichen Anwendung vor.
In Europa erlaubt?	Ja
Mögliche Gefahren:	Allergenes Potential, krebserregende Anthrachinone; Injektionen mit Acemannan haben zu Todesfällen geführt, es sind erhebliche Auswirkungen auf den Abbau von (Krebs–) Medikamenten möglich.

Amygdalin/Laetril/(Pseudo-)Vitamin B17

Propagierte Anti-Krebswirkung im NEM	Schrumpfung des Tumors, Verschwinden von Krebszellen, Verhindern von Metastasen, ohne Nebenwirkungen
Wissenschaftlich gesichert?	Nein. Es handelt sich **nicht** um ein Vitamin; Amygdalin spielt keine Rolle in der menschlichen Ernährung!
In Europa erlaubt?	Amygdalin ist als Nahrungsergänzung und als Arzneimittel verboten. Es dürfen jedoch bittere Aprikosenkerne verkauft werden, die aber einen Warnhinweis tragen müssen.
Mögliche Gefahren:	Freisetzung von giftiger Blausäure; max. 1-2 Kerne pro Tag für gesunde Erwachsene; Blockade von Jod, besondere Gefahr bei Schilddrüsenkrebs

Artemisinin (aus Beifuß)

Propagierte Anti-Krebs-wirkung im NEM	Abtöten von Blut- und Brustkrebszellen zusammen mit Eisen
Wissenschaftlich gesichert?	Nein, bisher nur Laborversuche, keine Humanstudien. Angeblich antike chinesische Krebs-Arznei, wird als Medikament gegen Malaria eingesetzt.
In Europa erlaubt?	Nein. Erlaubt sind dagegen Beifuß als Gewürz und als Tee. Nicht verwechseln mit Arzneipflanze Wermut-kraut *(Artemisia absinthium)*.
Mögliche Gefahren:	Eisen nur mit ärztlicher Verordnung; hohes aller-genes Potential von Beifuß; Appetitlosigkeit, Bauch-schmerzen, grippeähnliche Symptome.

Biestmilch ···> Kolostrum

Bittere Aprikosenkerne ···> Amygdalin

Carnivora (Presssaft der Venusfliegenfalle)

Propagierte Anti-Krebs-wirkung im NEM	Hemmung der Zellteilung, Stärkung des Immunsystems
Wissenschaftlich gesichert?	Nein
In Europa erlaubt?	Nein
Mögliche Gefahren:	Sehr starke allergische Reaktionen

Chaparral-Tee /Kreosotbusch

Propagierte Anti-Krebs-wirkung im NEM	Tumorschrumpfung, Antioxidantium, antientzündlich
Wissenschaftlich gesichert?	Nein. Es gibt Hinweise, dass durch direkte Injektionen eines Inhaltsstoffs in bestimmte Tumore diese evtl. verkleinert würden. Weitere Studien nötig.
In Europa erlaubt?	Nein
Mögliche Gefahren:	Leber- und nierentoxisch, in einigen Fällen waren Transplantationen nötig, leberkanzerogen (Leberkrebs erzeugend)

Essiac-Tee / Flor Essence

Propagierte Anti-Krebs-wirkung im NEM	Stärkung des Immunsystems, spezifische Wirkung auf viele Krebsarten
Wissenschaftlich gesichert?	Nein
In Europa erlaubt?	Abhängig von den genauen Zutaten, eher nein
Mögliche Gefahren:	Nicht genau definierte Kräutermischung, je nach Zutat nieren- und leberschädigend, abführend (Rhabarber/-wurzel), Hormone enthaltend (Rotklee), es wurden Verunreinigungen mit Atropin (Tollkirsche) und Digitalis gefunden, keinesfalls bei Chemotherapie

Falcarinol

Propagierte Anti-Krebs-wirkung im NEM	Bremst das Wachstum der Krebszellen
Wissenschaftlich gesichert?	Nein; lediglich erste Rattenversuche mit dieser Substanz aus der Möhre waren erfolgreich.
In Europa erlaubt?	Falcarinol als Zutat nein, Möhrenextrakt ja
Mögliche Gefahren:	Allergene Potenz, große Mengen isolierten Falcarinols sind toxisch. Besser Möhren essen (in einer warmen Mahlzeit, aber auch roh).

Fischöl

Propagierte Anti-Krebs-wirkung im NEM	Hemmt Wachstum bei Prostatakrebs.
Wissenschaftlich gesichert?	Nein, Humanstudien laufen. Keine Empfehlungen ableitbar. Unter Umständen sinnvolle Ergänzung in der Krebsernährung zur Verbesserung des Fettsäuremusters
In Europa erlaubt?	Ja
Mögliche Gefahren:	Einfluss auf die Blutgerinnung, Einnahme von Fischölkapseln (Omega-3-Fettsäuren) nach Rücksprache mit dem Arzt, Fischölkapseln können mit Benzpyren belastet sein – auf Arzneiqualität achten. Positive und negative Auswirkungen auf Strahlen- und Chemotherapie möglich

Galavit

Propagierte Anti-Krebs-wirkung im NEM	Stärkung des Immunsystems
Wissenschaftlich gesichert?	Russisches Arzneimittel gegen Entzündungen und Infektionen; unabhängiger Wirksamkeitsbeweis fehlt
In Europa erlaubt?	Nein, auch als Arzneimittel in Europa verboten
Mögliche Gefahren:	Unklar, von Verwendung wird dringend abgeraten

Galgant

Propagierte Anti-Krebswirkung im NEM	Krebshemmend, Stärkung des Immunsystems
Wissenschaftlich gesichert?	Nein. Hilft gegen Appetitlosigkeit.
In Europa erlaubt?	Ja, als Gewürz. Ansonsten ein Arzneistoff.
Mögliche Gefahren:	Für das Gewürz nicht bekannt; Sicherheit von größeren Mengen nicht belegt.

Gelée royale

Propagierte Anti-Krebswirkung im NEM	Hilft gegen Auszehrung, Appetitmangel, Angstzustände
Wissenschaftlich gesichert?	Nein, lediglich Volksmedizin und als traditionelles Arzneimittel
In Europa erlaubt?	Ja
Mögliche Gefahren:	Schwere allergische Reaktionen; in Arzneimitteln ist ein Warnhinweis vorgeschrieben

Germanium (organisch)

Propagierte Anti-Krebswirkung im NEM	Entgiftend; destabilisiert die Tumorwände; Stärkung des Immunsystems bindet freie Radikale.
Wissenschaftlich gesichert?	Es gab klinische Studien, die die große Gefährlichkeit zeigten. Kein lebenswichtiges Spurenelement.
In Europa erlaubt?	Nein, gilt auch in Arzneimitteln (außer homöopathisch ab D4) als bedenklich und ist daher nach § 5 AMG verboten.
Mögliche Gefahren:	Toxisch für Leber, Niere und bestimmte Blutzellen. Gewichtsverlust, chronische Müdigkeit.

Ginseng

Propagierte Anti-Krebs-wirkung im NEM	Soll Krebszellen im Wachstum stören; Stärkung der kör-pereigenen Abwehr
Wissenschaftlich gesichert?	Nein, kann aber bei Erschöpfungszuständen (Fatigue) hilfreich sein. Dafür besser auf Arzneimittel zurückgrei-fen.
In Europa erlaubt?	Ja
Mögliche Gefahren:	Phytoöstrogene (ungeeignet bei hormonempfindlichem Krebs); blutzuckersenkend; Wechselwirkungen u.a. mit Zytostatika und Blutgerinnungsmitteln

Goji-Beeren

Propagierte Anti-Krebs-wirkung im NEM	Hemmung des Krebswachstums, speziell bei Leukämie und Brustkrebs
Wissenschaftlich gesichert?	Nein
In Europa erlaubt?	Ja
Mögliche Gefahren:	Wechselwirkungen mit Gerinnungshemmern. Antioxidative Nahrungsergänzungsmittel nur mit aus-drücklicher ärztlicher Genehmigung nehmen. Über die Sicherheit von Isolaten ist nichts bekannt. Gegen die getrockneten Beeren gibt es (außer oft sehr hohen Pesti-zidbelastungen) keine Einwände.

Granatapfel

Propagierte Anti-Krebs-wirkung im NEM	Hemmung des Krebswachstums; enthält antioxidativ wirkende Polyphenole und Anthocyane
Wissenschaftlich gesichert?	Positive Wirkungen nur in Tier- und Zellversuchen, keine belastbaren Humanstudien. Positive Ergebnisse in ersten kleinen Studien mit speziellem Extrakt bei Prostatakrebs; Empfehlungen lassen sich daraus nicht ableiten.
In Europa erlaubt?	Ja
Mögliche Gefahren:	Antioxidative Nahrungsergänzungsmittel nur mit ausdrücklicher ärztlicher Genehmigung nehmen. Über die Sicherheit von Isolaten ist nichts bekannt. Gegen das Obst bestehen keine Bedenken. Achtung: Granatapfelsaft hat ähnlich wie Grapefruitsaft generell erhebliche Auswirkungen auf den Abbau von Medikamenten!

Graviola (Guanabana)

Propagierte Anti-Krebs-wirkung im NEM	Verhindert Wachstum von Brustkrebs; natürliche Chemotherapie durch Acetogenine, tötet selektiv Krebszellen
Wissenschaftlich gesichert?	Nein, nur Zellversuche, keine Humanstudien
In Europa erlaubt?	Ja, als Frucht. Nein für die Acetogenine enthaltenden Blätter, Rinde und Zweige
Mögliche Gefahren:	Koordinationsstörungen, parkinsonähnliche Symptome. Keine Bedenken als Obst

Grüntee

Propagierte Anti-Krebs-wirkung im NEM	Schützt vor Krebs; hemmt Krebszellwachstum; antioxidativ; lindert Nebenwirkungen der Chemotherapie
Wissenschaftlich gesichert?	Nein, nur in Laborversuchen, Humanstudien mit unterschiedlichen Ergebnissen; wirkt vermutlich eher vorbeugend. Weniger Nebenwirkung durch Blockade der Medikamentenwirkung, Wirkstoff EGCG, keine Empfehlungen ableitbar
In Europa erlaubt?	Ja
Mögliche Gefahren:	Extrakte nur nach Rücksprache mit dem Arzt; Wechselwirkungen mit vielen Medikamenten möglich; Nervosität durch Koffein.

Haifischknorpelextrakt

Propagierte Anti-Krebs-wirkung im NEM	Verhindert das Tumorwachstum, hemmt das Wachstum von Tumorblutgefäßen.
Wissenschaftlich gesichert?	Nein, gute Humanstudien bei Bronchialkrebs zeigten kein Ergebnis. Überflüssig.
In Europa erlaubt?	Ja, wenn kein Verstoß gegen Artenschutzabkommen
Mögliche Gefahren:	Allergische Reaktionen; Ausrottung bestimmter Haifisch-Spezies.

Haifischleberöl

Propagierte Anti-Krebs-wirkung im NEM	Stärkung des Immunsystems; Wirkungsverstärkung von Zytostatika; bremst das Tumorwachstum; hilft gegen chronische Müdigkeit (Fatigue). Wirkstoff soll das in großen Mengen im Extrakt vorhandene Squalen sein.
Wissenschaftlich gesichert?	Nein. Nur Laborversuche und die meist mit injiziertem Squalen, nicht oral. Squalen wird vom Körper selbst produziert, Zwischenstufe im Cholesterin- und Hormonstoffwechsel, ist auch in pflanzlichen Ölen wie Olivenöl enthalten, vor allem in allen Fischölen.
In Europa erlaubt?	Ja, als Fischöl bzw. als Fischölkapseln
Mögliche Gefahren:	Allergische Reaktionen; Wechselwirkungen mit Medikamenten, vor allem Gerinnungshemmern, bestimmten Antibiotika und Zytostatika.

Himalaya-Salz

Propagierte Anti-Krebs-wirkung im NEM	Positive Beeinflussung des Tumors; Hilfe bei chronischer Müdigkeit (Fatigue)
Wissenschaftlich gesichert?	Nein
In Europa erlaubt?	Ja
Mögliche Gefahren:	Blutdrucksteigerung bei salzsensitiven Personen.

Ingwer

Propagierte Anti-Krebs-wirkung im NEM	Bringt Krebszellen zum Absterben: tötet Prostatakrebs-zellen; Stärkung des Immunsystems.
Wissenschaftlich gesichert?	Nein, nur im Tierversuch mit künstlichen Tumoren und sehr großen Mengen. Kann als Wurzel oder Tee nach Operationen gegen Übelkeit helfen. Unklar, ob das auch für entsprechende Nebenwirkungen der Krebstherapie gilt.
In Europa erlaubt?	Ja, auch als Arzneistoff
Mögliche Gefahren:	Gerinnungshemmend; Supplemente müssen rechtzeitig vor Operationen abgesetzt werden. Wechselwirkung mit Chemotherapeutika. Gegen Ingwer als Gewürz und Lebensmittel keine Bedenken, aber u.U. schleimhautreizend.

Kava-Kava

Propagierte Anti-Krebs-wirkung im NEM	Verhindert Krebs; hilft bei Leukämie und Brustkrebs
Wissenschaftlich gesichert?	Nein
In Europa erlaubt?	Nein, bedenklicher Arzneistoff
Mögliche Gefahren:	lebertoxisch; könnte das Wachstum von Melanomen fördern; Wechselwirkungen mit Medikamenten, u.a. Narkosemitteln.

Katzenkralle (Cat's Claw)

Propagierte Anti-Krebs-wirkung im NEM	Stärkung des Immunsystems; hemmt das Tumorwachstum;
Wissenschaftlich gesichert?	Nein, nur Laborversuche, Humanstudien fehlen.
In Europa erlaubt?	Ja, als Nahrungsergänzung und als Arzneistoff
Mögliche Gefahren:	Wechselwirkungen mit vielen Medikamenten; Durchfall; niedriger Blutdruck

Knoblauch

Propagierte Anti-Krebswirkung im NEM	Den Krebs in Schach halten; treibt Krebszellen in den Selbstmord; Krebszellen abtöten (durch Allicin).
Wissenschaftlich gesichert?	Nein. Studien mit Allicin zeigen gewisse Wirkungen, die jedoch nicht durch orale Einnahme erzielt werden können. Wirkt eher vorbeugend.
In Europa erlaubt?	Ja
Mögliche Gefahren:	Abhängig von der Art des Extrakts; blutverdünnend; Wechselwirkungen mit verschiedenen Medikamenten.

Kolostrum (Kuh)

Propagierte Anti-Krebswirkung im NEM	Stärkung des Immunsystems; hilft gegen die Nebenwirkungen der Chemotherapie.
Wissenschaftlich gesichert?	Nein
In Europa erlaubt?	Ja, als diätetisches Lebensmittel; nicht als Milch oder Milchprodukt; als Nahrungsergänzungsmittel unklar.
Mögliche Gefahren:	Probleme bei Kuhmilchallergikern und bei Laktoseintoleranz

Lapacho-Tee

Propagierte Anti-Krebswirkung im NEM	Hemmung des Tumors; Stärkung des Immunsystems; antibakteriell; hilft gegen Müdigkeit (Fatigue).
Wissenschaftlich gesichert?	Nein, es gibt lediglich Tierversuche mit einem Inhaltsstoff der Rinde; Erzählungen der Inkas und traditionelle Anwendungen
In Europa erlaubt?	Ja, als (Rinden-)Tee
Mögliche Gefahren:	Verlängert die Blutgerinnung; kann zu Übelkeit, Bauchschmerzen und Durchfall führen.

Leinsamen

Propagierte Anti-Krebs-wirkung im NEM	Wachstumshemmung von Prostatakrebszellen
Wissenschaftlich gesichert?	Nein, Tumorverkleinerung nur im Tierversuch. Humanstudien mit Leinsamen(extrakten) bei Prostatakrebs laufen, Empfehlungen lassen sich daraus nicht ableiten. Eher präventiv. Unter Umständen sinnvolle Ergänzung in der Krebsernährung als Leinöl und Leinsamen.
In Europa erlaubt?	Ja, als normales Lebensmittel und auch zur Nahrungsergänzung
Mögliche Gefahren:	Unverträglichkeiten; Durchfall; wegen häufig erhöhter Cadmium-Gehalte max. 20g/Tag verzehren; enthaltene Pflanzenhormone; evtl. Verfälschung bei Röntgenuntersuchungen (z.B. bei einem CT), betrifft nicht das MRT.

Mangostane (Mangosteen)

Propagierte Anti-Krebs-wirkung im NEM	Kann Krebszellen töten; verhindert das Tumorwachstum; antioxidativ
Wissenschaftlich gesichert?	Nein, nur Zell- und Tierstudien, es gibt keine klinischen Daten über positive Effekt beim Menschen.
In Europa erlaubt?	Ja
Mögliche Gefahren:	Antioxidative Nahrungsergänzungsmittel nur mit ausdrücklicher ärztlicher Genehmigung nehmen. Wechselwirkungen mit Medikamenten. Über die Sicherheit von Isolaten ist nichts bekannt. Als Obst keine Bedenken.

Melatonin

Propagierte Anti-Krebs-wirkung im NEM	Stärkung des Immunsystems; hilft gegen Nebenwirkungen der Chemotherapie.
Wissenschaftlich gesichert?	Ja, aber nur für die Nebenwirkungen und nur als Arzneimittel bei bestimmten Chemotherapien in bestimmten Dosierungen.
In Europa erlaubt?	Nein, Arzneistoff
Mögliche Gefahren:	Schläfrigkeit, daher nicht Auto fahren oder Maschinen bedienen! Orientierungslosigkeit, Kopfschmerzen. Wechselwirkungen mit vielen Medikamente, insbesondere auch Chemotherapeutika; Gefahr bei hormonsensitiven Tumoren.

Noni

Propagierte Anti-Krebs-wirkung im NEM	Stärkung des Immunsystems; lebensverlängernd bei Lungenkrebs; Tumor schrumpft und verkapselt sich.
Wissenschaftlich gesichert?	Nein, nur für speziellen Extrakt in Tierstudien, eine Humanstudie läuft.
In Europa erlaubt?	Ja, als Saft und Püree sowie als Blätter zur Teezubereitung. Nein, für Kapseln oder Pulver.
Mögliche Gefahren:	Antioxidative Nahrungsergänzungsmittel nur mit ausdrücklicher ärztlicher Genehmigung nehmen. Wechselwirkungen mit Medikamenten, insbesondere Gerinnungshemmern. Erhebliche Auswirkungen auf den Abbau von Medikamenten möglich. Wenige Fälle von Leberschäden, Ursache unklar. In Pulvern wurden Anthrachinone (potentiell kanzerogene Abführmittel) gefunden. Nicht bei Diabetes und Nierenunterfunktion.

OPC – Oligomere Pro(antho)cyanidine

Propagierte Anti-Krebswirkung im NEM	Gute Erfolge bei Brustkrebs; hemmt Tumorwachstum bei Dickdarmkrebs; Radikalfänger.
Wissenschaftlich gesichert?	Nein, nur Laborversuche, keine Humanstudien.
In Europa erlaubt?	Ja
Mögliche Gefahren:	Antioxidative Nahrungsergänzungsmittel nur mit ausdrücklicher ärztlicher Genehmigung nehmen, langfristige Sicherheit von Isolaten unklar; gerinnungshemmend. Erhebliche Auswirkungen auf den Abbau von Medikamenten möglich.

Pau d'Arco ⋯⟩ Lapacho

Propolis (Bienenharz)

Propagierte Anti-Krebswirkung im NEM	Hemmung des Krebswachstums; tötet Krebszellen; Stärkung des Immunsystems
Wissenschaftlich gesichert?	Nein, lediglich im Tierversuch mit künstlichen Tumoren, keine Humanstudien.
In Europa erlaubt?	Ja
Mögliche Gefahren:	Schwere allergische Reaktionen; Einfluss auf die Blutgerinnung

Resveratrol

Propagierte Anti-Krebs-wirkung im NEM	Hemmung des Krebswachstums; selektive Zerstörung von Krebszellen; antioxidativ.
Wissenschaftlich gesichert?	Nein, nur Labor- und Tierversuche, keine Humanstudien.
In Europa erlaubt?	Ja, in Form von Trauben- oder Rotweinextrakten, nicht als isolierter Stoff.
Mögliche Gefahren:	Antioxidative Nahrungsergänzungsmittel nur mit ausdrücklicher ärztlicher Genehmigung nehmen. Kann bei östrogenrezeptor-positivem Krebs die Zellteilung anregen. Wechselwirkungen mit Gerinnungshemmern und anderen Medikamenten. Achtung: Resveratrol hat Auswirkungen auf den Abbau von Medikamenten. Langfristige Sicherheit des Isolats (oft aus Japanischem Staudenknöterich) unbekannt. In Form natürlicher Lebensmittel (rote Weintrauben, Traubensaft, Beerenfrüchte, Erdnüsse) keine Bedenken.

Sägepalme (Saw palmetto)

Propagierte Anti-Krebs-wirkung im NEM	Hilft bei Prostatakrebs.
Wissenschaftlich gesichert?	Nein, auch nicht vorbeugend.
In Europa erlaubt?	Nein, nur als Arzneistoff.
Mögliche Gefahren:	Keinesfalls während Strahlentherapie von Prostatakrebs; gerinnungshemmend; Wechselwirkungen mit verschiedenen Medikamenten: Übelkeit, Erbrechen, Durchfall.

Shiitake

Propagierte Anti-Krebs-wirkung im NEM	Verlangsamt das Tumorwachstum; hilft bei Chemothera-pie; Stärkung des Immunsystems.
Wissenschaftlich gesichert?	Ja, aber nur für den Inhaltsstoff Lentinan, weitere Studien sind erforderlich, Empfehlungen sind bisher nicht ableitbar. Wirkstoff für Immunstimulation (Shiitake oder Lentinan) unklar.
In Europa erlaubt?	Ja, als Shiitake, nicht Lentinan.
Mögliche Gefahren:	Allergische Reaktionen der Haut, erhöhte Empfindlichkeit gegenüber Sonnenlicht; Magenbeschwerden. Bioverfüg-barkeit von Lentinan aus Shiitake ist unbekannt.

Silber (kolloidales)

Propagierte Anti-Krebs-wirkung im NEM	Verwandelt Krebszellen in normale Zellen zurück; anti-bakteriell; Stärkung des Immunsystems.
Wissenschaftlich gesichert?	Nein, keine Studien.
In Europa erlaubt?	Nein
Mögliche Gefahren:	Dauerhafte Hautverfärbungen; Geschmacksstörung; Ge-ruchsempfindlichkeit; Krampfanfälle; evtl. Gefahr durch kleinste (Nano-)Teilchen.

Soja

Propagierte Anti-Krebs-wirkung im NEM	Treibt Krebszellen in den Selbstmord.
Wissenschaftlich gesichert?	Nein, nur Laborversuche; möglicherweise vorbeugend.
In Europa erlaubt?	Ja, als Lebens- und Nahrungsergänzungsmittel.
Mögliche Gefahren:	Soja-Isoflavone (Phytoöstrogene) nicht bei Brustkrebs und hormonsensitiven Tumoren. Nahrungsergänzungs-mittel nur nach Rücksprache mit dem Arzt. Gegen Soja-Lebensmittel keine Bedenken.

Squalen ···⫶ Haifischleberöl

Stutenmilch

Propagierte Anti-Krebs-wirkung im NEM	Lebenselixier; unterstützt das Immunsystem; gegen mehrere Krebsarten wirksam.
Wissenschaftlich gesichert?	Nein, in Bezug auf Krebs gibt es keinerlei Studien.
In Europa erlaubt?	Ja, normales Lebensmittel
Mögliche Gefahren:	Nicht geeignet für Menschen mit Laktoseintoleranz und für Kuhmilchallergiker.

Süßholzwurzel/Lakritz

Propagierte Anti-Krebs-wirkung im NEM	Hilft bei Prostatakrebs.
Wissenschaftlich gesichert?	Nein, nur Zellstudien.
In Europa erlaubt?	Ja, normales Lebensmittel; Warnhinweis ab bestimmter Dosierung von Glycyrrhizin vorgeschrieben.
Mögliche Gefahren:	In größeren Mengen (z.B. Erwachsenenlakritz) blutdrucksteigernd; Wechselwirkungen mit Gerinnungshemmern und bei Hormontherapie.

Traubenkernextrakt ···⫶ OPC und Resveratrol

Ukrain

Propagierte Anti-Krebs-wirkung im NEM	Soll die Chemotherapie ersetzen oder Krebs rückgängig machen.
Wissenschaftlich gesichert?	Nein
In Europa erlaubt?	Nein, nicht zugelassenes, bedenkliches Arzneimittel.
Mögliche Gefahren:	Dringende Warnung des Bundesinstituts für Arzneimittel und Medizinprodukte

Zeolith	
Propagierte Anti-Krebs-wirkung im NEM	Entgiftend; bindet freie Radikale;
Wissenschaftlich gesichert?	Nein, nur Labor- und Tierstudien.
In Europa erlaubt?	Ja
Mögliche Gefahren:	Bei Einatmen kanzerogen; unter Umständen hohe Schwermetallbelastung; bindet zahlreiche Medikamente und macht sie unwirksam. Antioxidative Nahrungs-ergänzungsmittel nur mit ausdrücklicher ärztlicher Genehmigung nehmen; evtl. Gefahr durch kleinste (Nano-)Teilchen.

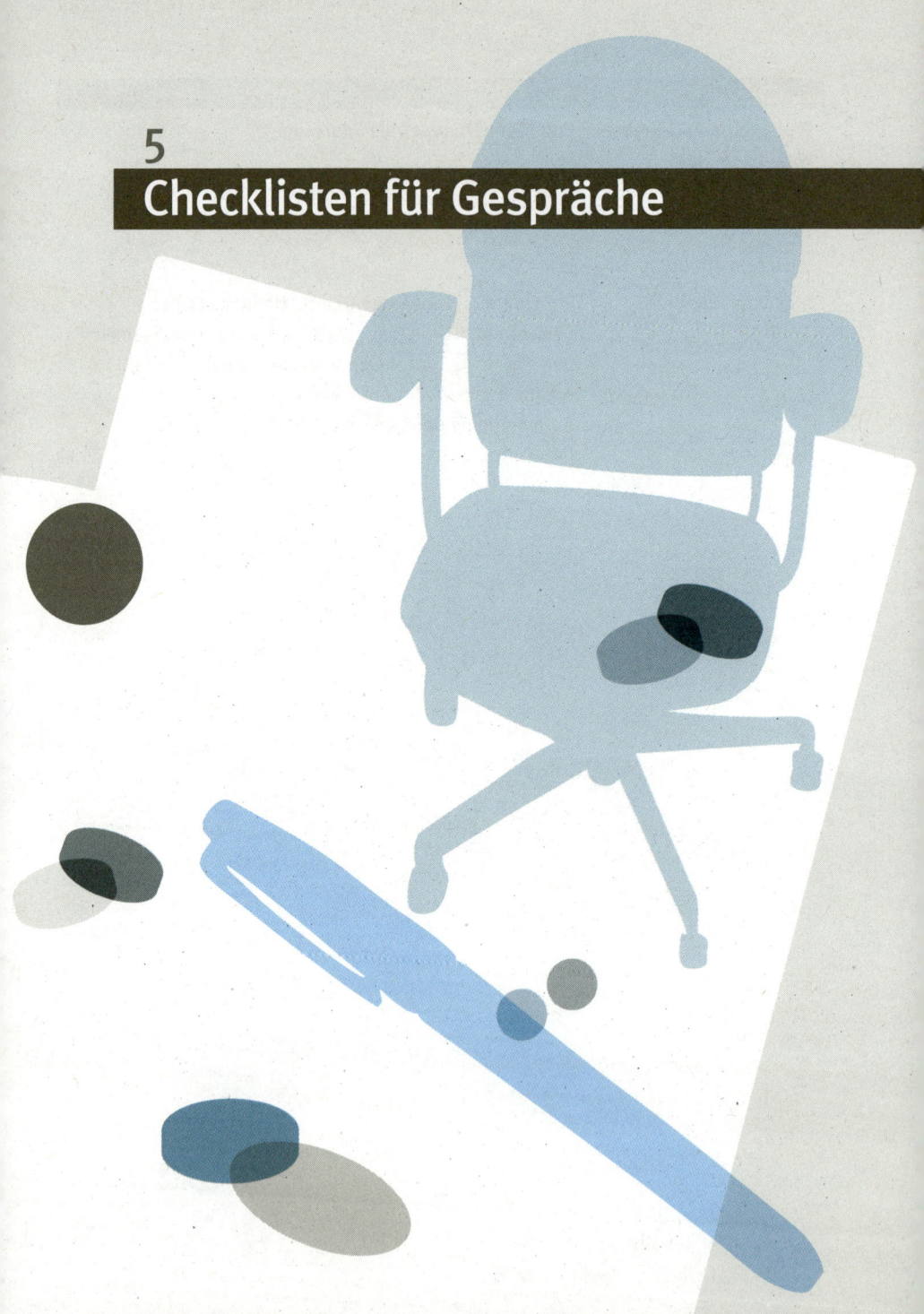

5

Checklisten für Gespräche

Eine amerikanische Ärztin, Dr. Wendy Harpham, hat beschrieben, was viele Patienten erleben: „1990 wurde ich mit der Diagnose unheilbarer Krebs konfrontiert. Ich hatte keinerlei Zweifel, meinen so diagnostizierten Körper einem langjährigem Kollegen, einem Onkologen, anzuvertrauen. Jahrelange Erfahrung in der Versorgung meiner Patienten in meiner internistischen Praxis hatte mir unbedingtes Vertrauen in die konventionelle Medizin gebracht. Und obwohl ich mit den physischen Anstrengungen der Chemotherapie besser vertraut war als der Durchschnittspatient, war ich bis dahin mit Blindheit geschlagen für die soziale Schikane, die auf einen zukommt, wenn man plötzlich Patient ist. Familie, Freunde, Bekannte und sogar Fremde bombardierten mich mit Geschichten und Informationen, gaben mir Ratschläge für Diäten, Ärzte und alternative Behandlungen mit den verschiedensten Wundermitteln."

Um mit all diesen Wundermitteln – darunter viele Nahrungsergänzungsmittel – richtig umgehen zu können, benötigen Sie Hilfe. Etliche Informationen konnten Sie hoffentlich schon aus diesem Ratgeber mitnehmen, aber wir haben Sie immer wieder auch auf das notwendige Gespräch mit Ihrem Behandlungsteam hingewiesen. Für die Vorbereitung dieser Gespräche nun einige unterstützende Checklisten, die Sie natürlich beliebig erweitern können. Stellen Sie alle Fragen, die Ihnen auf den Nägeln brennen, dumme Fragen gibt es nicht!

Es kann übrigens sehr hilfreich sein, zu solchen Gesprächen eine vertraute Person mitzunehmen. Erfahrungsgemäß blenden viele Patienten gerade in psychisch schwierigen Krankheitsphasen ganze Gesprächsteile aus, verstehen konkrete Arztaussagen nur sehr eingeschränkt. Zusammen mit der vertrauten Person können Sie diese Gespräche später in Ruhe noch einmal durchgehen und diskutieren. Möglicherweise brauchen Sie bei der Essens-

zubereitung oder der regelmäßige Gabe von Nahrungsergänzungsmitteln die Hilfe einer anderen Person; gut ist
auch, wenn diese Person beim Arztgespräch dabei ist und
die Informationen aus erster Quelle erhält sowie sich ggf.
Notizen macht.

Die Gesundheitsmittelliste

Damit Ihre Ärzte und Therapeuten Bescheid wissen, was
Sie alles an Gesundheitsmitteln zu sich nehmen, stellen
Sie am besten eine Liste aller Medikamente und Nahrungsergänzungsmittel zusammen. Idealerweise enthält
diese auch alle durchgeführten und geplanten Therapien
(z. B. Name und Dosierung der Chemotherapie, Lymph-
drainage etc.). Fragen Sie Ihren Onkologen/Ihre Klinik
nach einer entsprechenden Vorlage „Krebspass", in den
diese Angaben eingetragen werden können. Die Dokumentation dient Ihrer Sicherheit, denn so kann sich auch
ein fremder Therapeut (Arzt, Heilpraktiker, Physiotherapeut, Ernährungsberater, Logopäde etc.) einen schnellen
und umfassenden Überblick verschaffen. Gibt es einen
solchen nicht, können Sie zumindest für Nahrungsergän-
zungsmitel und Medikamente die Kopiervorlagen A, E und
G auf Seite 145 nutzen, um eine eigene „Gesundheitsmittelliste" anzulegen.

Das Gespräch mit Arzt oder Heilpraktiker

Sie als Patient dürfen von Ihrem Arzt (oder Heilpraktiker, (⸱⸱⸱⸱> Seite 136) einen ehrlichen und fachmännischen Rat erwarten. Das heißt, er oder sie soll Ihnen darlegen, wie seine bzw. ihre Sicht vom Nutzen des jeweiligen Nahrungsergänzungsmittel ist; soll Sie auf mögliche Gefahren aufmerksam machen.

Sie wollen selbst etwas gegen Ihre Krankheit unternehmen, nicht nur mit sich machen lassen. Das ist gut und wird in der Regel vom Therapeutenteam unterstützt. Es kann aber durchaus sein, dass man Sie – gut begründet – lieber in eine andere Richtung lenken möchte. Auch das ist in Ordnung. Wenn Sie sich für ein Nahrungsergänzungsmittel entscheiden, welches Ihr Arzt für überflüssig (für Sie aber nicht gefährlich) hält, sollte er sie weiterhin optimal und einfühlsam betreuen.

Was Sie nicht ertragen müssen – und was Sie auch deutlich machen sollten – sind Moralpredigten oder abschätzige Bemerkungen. Das zerstört das für die Bewältigung der Krebserkrankung wichtige Vertrauensverhältnis.

Auf der anderen Seite setzt das aber auch 100-prozentige Ehrlichkeit von Ihrer Seite voraus. Sie dürfen im Gespräch mit Ihrem Therapeuten nichts verschweigen, sollten auch über Nahrungsergänzungsmittel und angereicherte Lebensmittel sprechen, die sie schon seit Jahren – unabhängig von irgendwelchen Erkrankungen – nehmen. Das kann das morgendliche Glas Multivitaminsaft sein, aber auch der allabendliche Esslöffel Aloe vera oder der vor jedem Sportstudiobesuch genommene Magnesiumstick.

Führen Sie eine „Gesundheitsmittelliste" (⸱⸱⸱⸳ Seite 132
und 145).

Wenn Sie das Gefühl haben, Sie müssten Ihre Ernährung
durch ein Nahrungsergänzungsmittel verbessern, sollten
Sie Ihrem Arzt Antworten auf diese Fragen geben können:

☐ Was wollen Sie mit diesem Nahrungsergänzungsmittel
   erreichen – z.B. eine bessere Nährstoffversorgung,
   eine Besserung des Allgemeinbefindens, weniger nerv-
   liche Anspannung, besser einschlafen, eine Stärkung
   des Immunsystems, ...?
☐ Haben Sie Probleme mit dem Essen bestimmter Lebensmittel (z.B. Kauen, Schluckbeschwerden, Verträglichkeit)?
☐ Wie viel und was trinken Sie?
☐ Leiden Sie an Appetitlosigkeit oder Geschmacksveränderungen?
☐ Leiden Sie an häufigen Durchfällen, Verstopfung oder
   Erbrechen?
☐ Schwitzen Sie sehr stark?

Wenn Sie nun mit Ihrem Arzt über ein bestimmtes Nahrungsergänzungsmittel sprechen wollen, sollten Sie...

☐ zunächst die Checkliste „Einkauf" (⸱⸱⸱⸳ Seite 107) durchgelesen haben und sich etwaige Fragen notiert haben.
☐ die Produktverpackung und alle Ihnen dazu vorliegenden Informationen, auch Werbeblätter, Ausdrucke
   aus dem Internet etc. mitgebracht haben.
☐ Ihren Krebspass bzw. Ihre Liste mit allen Gesundheitsmitteln dabei haben.
☐ wissen, ob Sie jemandem kennen oder von jemandem
   gehört haben, dem das Produkt geholfen hat und was
   es bewirkt haben soll.
☐ wissen, warum Sie das Produkt ausprobieren wollen,
   wobei es Ihnen helfen soll.

- □ fragen, ob es Alternativen dazu gibt.
- □ Ihrem Arzt helfen, ihre Gedanken und Sorgen zu verstehen,
- □ fragen, ob irgendwelche Bedenken bestehen, Ihr Arzt irgendwelche Gefahren sieht (auch wenn er vielleicht keinen Nutzen erkennen kann),
- □ sich erkundigen, wie und wann sie das Nahrungsergänzungsmittel idealerweise konsumieren sollen.

Wenn Ihr Arzt Ihnen zu einer Nahrungsergänzung rät, sollten Sie ihm folgende Fragen stellen:

- □ Was kann ich damit erreichen?
- □ Kann ich das auch mit einer Änderung meiner Ernährung schaffen, wäre eventuell eine spezielle Ernährungsberatung hilfreich? Könnte er eine solche verschreiben?
- □ Was empfehlen Sie genau, welche Zutaten sollten enthalten sein?
- □ Worauf muss ich achten, was darf nicht drin sein?
- □ Ist eine bestimmte Dosierung wichtig?
- □ Gibt es eventuell Nebenwirkungen/Unverträglichkeiten?
- □ Ist es egal, ob es sich um ein Nahrungsergänzungsmittel, eine ergänzende bilanzierte Diät oder ein frei verkäufliches Arzneimittel handelt? (⋯⟩ Seite 14 ff.)
- □ Wo bekomme ich ein solches Nahrungsergänzungsmittel? (⋯⟩ Seite 86 ff.)
- □ Was kostet mich das?
- □ Gibt es dafür ein grünes Rezept? (⋯⟩ Seite 96 und 99)
- □ Vorsicht, wenn es nur ein einziges geeignetes Nahrungsergänzungsmittel geben soll, oder Sie es nur direkt in der Praxis/Klinik/Reformhaus XY kaufen können. Lassen Sie sich die genauen Inhaltsstoffe (Zutaten) nennen, erbitten Sie sich Bedenkzeit und sprechen Sie mit einem Apotheker Ihres Vertrauens, ob es wirklich keine (preisgünstigeren) Alternativen gibt.

☐ Zusätzlich können Sie sich auch an die unabhängige Patientenberatung oder den Arzneimittelberatungsdienst (⸫ Seite 98 f.) wenden.

❗ Gut zu wissen

Erkrankte möchten oftmals auch einen Heilpraktiker in ihre Krebstherapie einbeziehen. Dies kann, je nach Krankheitsfall und -stadium hilfreich sein oder einfach nur der Seele gut tun. Unverzichtbar ist dabei, dass der behandelnde Arzt unbedingt darüber informiert ist und im direkten Austausch mit dem Heilpraktiker steht, beide also ein Team sind. Sobald der Heilpraktiker dem Patienten dazu rät, die vom Arzt verordneten (Krebs-)Medikamente abzusetzen oder eine ärztliche Behandlung (z.B. Chemotherapie oder Bestrahlung) abzubrechen, ist diese Verbindung unsinnig – gibt es kein Behandlungsteam (mehr)- und der Kontakt zum Heilpraktiker sollte sofort abgebrochen werden. Der ärztliche Rat hat immer Vorrang, im Zweifel holen Sie sich eine zweite ärztliche Meinung. Oft bieten auch die Onkologen selbst alternative Medizin mit an. Auch diese kann allerdings die Medikamente und die sonstige Behandlung nicht ersetzen, höchstens ergänzen.
Was einen guten Heilpraktiker prinzipiell ausmacht finden Sie unter

ⓘ ⸫ www.test.de/suche/?q=Heilpraktiker +Gesamteindruck

Das Gespräch mit dem Apotheker

Der Apotheker ist Fachmann für Medikamente und andere Wirkstoffe, kennt die biochemischen Zusammenhänge, weiß über Wechsel- und Nebenwirkungen Bescheid. Er ist Ihr Ansprechpartner, wenn es um den korrekten Umgang mit Nahrungsergänzungsmitteln im Zusammenspiel mit Medikamenten geht.

Wenn Sie aufgrund einer ärztlichen Empfehlung für bestimmte Nährstoffe in die Apotheke kommen, sollten Sie ...

☐ die Empfehlung des Arztes (ein grünes Rezept?) vorlegen.

☐ ebenso Ihren Krebspass (oder Ihre eigene Gesundheitsmittelliste (⸺⸽ Seite 132) und einen eventuell vorhandenen Allergiepass und sich zeigen lassen, welche Produkte in Frage kämen.

☐ fragen, welche Vorteile oder Nachteile die jeweiligen Produkte haben (z.B. günstigere Dosierung, bessere Bioverfügbarkeit, klar definierte Extrakte, bessere Verträglichkeit...).

☐ fragen, ob es sich um Nahrungsergänzungsmittel oder ein diätetisches Lebensmittel handelt (⸺⸽ Seite 14).

☐ fragen, ob er das empfohlene Produkt auch seiner eigenen Familie geben würde.

☐ den Preis erfragen, eventuell nach kostengünstigeren Alternativen fragen.

☐ abklären lassen, dass es keine Wechselwirkungen mit Ihren Medikamenten gibt.

☐ sich genau erklären lassen, wann und wie Sie die Produkte einnehmen sollen.

Wenn Sie das Nahrungsergänzungsmittel öfter einkaufen, lohnt sich ganz sicher ein Preisvergleich bei anderen Apotheken vor Ort oder Internetapotheken (⋯⇥ Seite 89 und 93).

Wenn Ihr Arzt Ihnen nicht nur bestimmte Nährstoffe, sondern ein ganz bestimmtes Produkt empfohlen hat …

- ☐ fragen Sie Ihren Apotheker, was gerade dieses Nahrungsergänzungsmittel auszeichnet.
- ☐ klären Sie, ob es ebenso zusammengesetzte (preisgünstigere) Alternativprodukte (anderer Firmen) gibt.
- ☐ besprechen Sie mit ihm Vor- und Nachteile der Produkte.
- ☐ lassen Sie klären, ob es Wechselwirkungen mit Ihren Medikamenten gibt.
- ☐ bitten Sie ggf. den Apotheker mit dem Arzt zu telefonieren, um endgültige Sicherheit zu haben.
- ☐ lassen Sie sich genau erklären, wann und wie Sie die Produkte einnehmen sollen.

Wenn Sie selbst auf ein bestimmtes Nahrungsergänzungsmittel aufmerksam wurden und dazu etwas wissen möchten, sollten Sie…

- ☐ die Checklisten „Quacksalberei" (⋯⇥ Seite 104) und „Einkauf (⋯⇥ Seite 107) durchgegangen sein und sich dabei nicht beantwortbare Fragen zum Produkt für das Gespräch notieren.
- ☐ alle Ihnen zum Nahrungsergänzungsmittel vorliegenden Informationen, auch Werbeblätter, Ausdrucke aus dem Internet etc. mitbringen, falls vorhanden auch die Produktverpackung.
- ☐ Ihren Krebspass oder Ihre Liste mit allen Gesundheitsmitteln (⋯⇥ Seite 132 und 145) und ggf. Ihren Allergiepass dabei haben.
- ☐ wissen, warum Sie das Produkt ausprobieren wollen, wobei es Ihnen helfen soll.

☐ fragen, ob irgendwelche Bedenken bestehen, Ihr Apotheker irgendwelche Gefahren hinsichtlich Ihrer anderen Medikamente und Nahrungsergänzungsmittel sieht (z.B. Überdosierung, Wechselwirkungen) und fragen, ob es Alternativen dazu gibt.

☐ sich erkundigen, wie und wann sie das Nahrungsergänzungsmittel idealerweise konsumieren sollen.

Das Gespräch mit dem Ernährungsberater

Der Ernährungsberater soll Ihnen in erster Linie helfen, ihre Ernährung zu optimieren, Ernährungsprobleme zu lösen und Ihnen mittels speziell ausgewählter Lebensmittel über kritische Ernährungssituationen während Ihrer Erkrankung hinwegzuhelfen. Das kann, muss aber keine Nahrungsergänzungsmittel oder diätetischen Lebensmittel einschließen. Ihn oder sie interessieren:

☐ Warum Sie zur Ernährungsberatung kommen.

☐ Wobei Sie Unterstützung benötigen.

☐ Ob Sie in letzter Zeit an Gewicht verloren haben, und wenn ja, wie viel.

☐ Ob Sie an Appetitlosigkeit leiden.

☐ Ob Sie Probleme mit Geschmacksveränderungen haben oder bestimmte Gerüche nicht (mehr) leiden können.

☐ Welche Lebensmittel Sie gerne essen.

☐ Was für Speisen Sie gar nicht mögen.

☐ Ob es Lebensmittel gibt, die Sie schlecht vertragen.

☐ Ob bei Ihnen irgendwelche Lebensmittelunverträglichkeiten oder Allergien festgestellt wurden.

☐ Ob Sie an akuten Problemen, z.B. beim Kauen, Schlucken, mit der Verdauung (Blähungen, Durchfall, Verstopfung) leiden.

☐ Ob es Zeiten oder Situationen gibt, in denen Sie besondere Probleme mit Essen und Trinken haben.

Auch zu diesem Gespräch sollten Sie Ihren Krebspass oder die Gesundheitsmittelliste (···> Seite 132 und 145) und Ihren Allergiepass mitbringen. Sofern vorhanden werden die Diätanweisungen Ihres Therapeuten und Laborberichte (z.B. zum Status einzelner Vitamine oder Mineralstoffe) benötigt.

Möchten Sie Informationen zu einem Nahrungsergänzungsmittel sollten Sie...

☐ zunächst die Checkliste „Einkauf" (···> Seite 107) durchgelesen und sich etwaige Fragen notiert haben.

☐ sich zeigen lassen, welche alternativen Produkte (oder Lebensmittel) in Frage kämen.

☐ fragen, welche Vorteile oder Nachteile es gibt.

☐ vor der endgültigen Kaufentscheidung mit dem Apotheker wegen möglicher Wechselwirkungen sprechen und die Information des Arztes nicht vergessen.

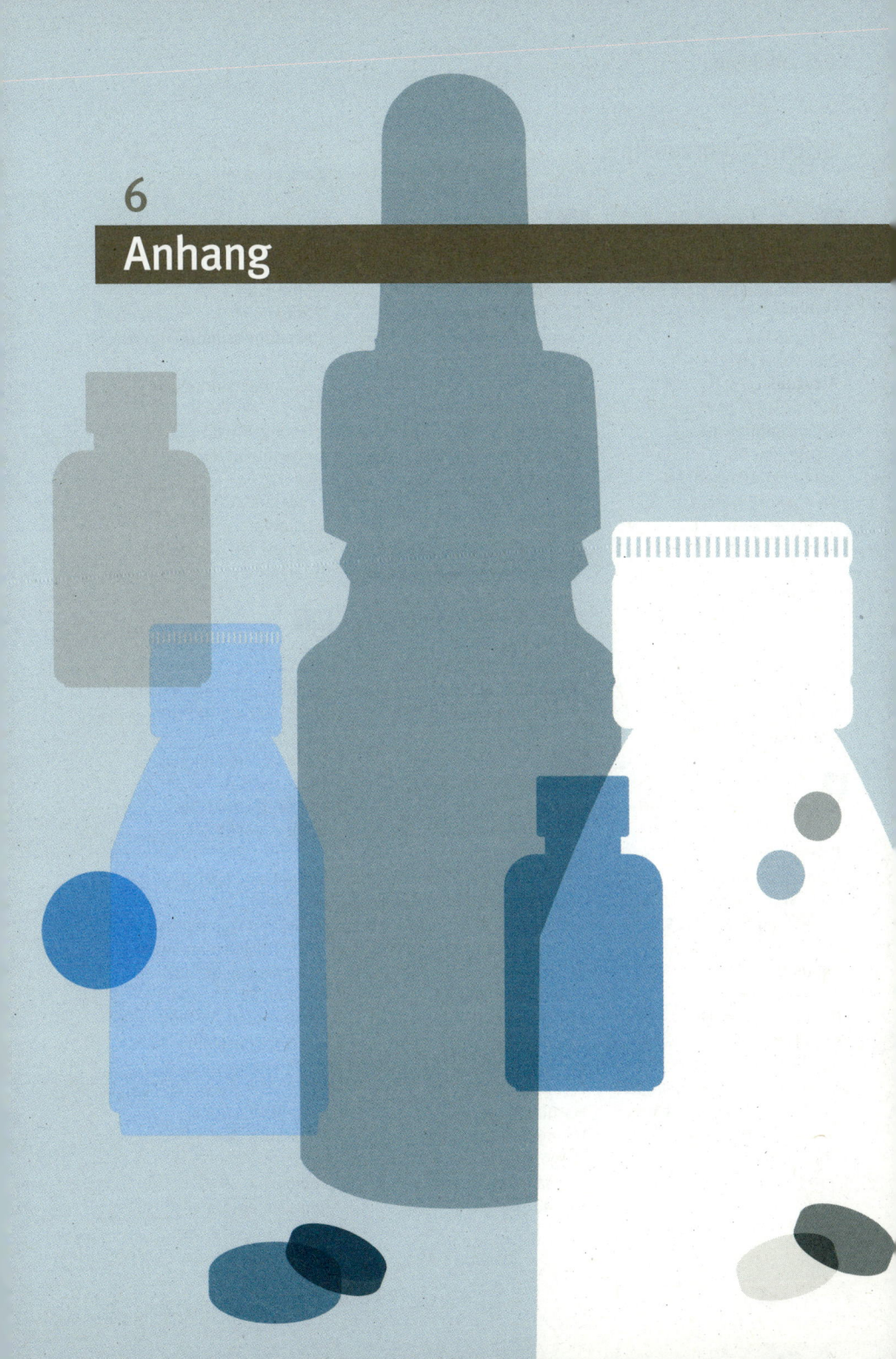

Stichwortverzeichnis

Liste der „Wundermittel" ⋯⟩ Seite 5 (Inhaltsverzeichnis)

Referenzwerte für die Nährstoffzufuhr (D-A-CH Referenzwerte der DGE, ÖGE, SGE/ SVE) für gesunde Erwachsene (empfohlene tägliche Zufuhr)

	Männer	Frauen
Biotin	30–60 µg	30–60 µg
Cobalamin (Vitamin B$_{12}$)	3 µg	3 µg
Folat	400 µg[1]	400 µg[1]
Niacin	13–16 mg[2]	13 mg[2]
Pantothensäure (Vitamin B$_5$)	6 mg	6 mg
Pyridoxin (Vitamin B$_6$)	1,4–1,5 mg	1,2 mg
Riboflavin (Vitamin B$_2$)	1,2–1,4 mg	1,2 mg
Thiamin (Vitamin B$_1$)	1,1–1,2 mg	1,0 mg
Vitamin A	1,0 mg[3]	0,8 mg[3]
Vitamin C	100 mg	100 mg
Vitamin D	20 µg[4]	5 µg[4]
Vitamin E	12–14 mg	11–12 mg
Vitamin K	70–80 µg	60–65 µg
Calcium	1000 mg	1000 mg
Chrom	30–100 µg	30–100 µg
Eisen	10 mg	10–15 mg
Fluorid	3,8 mg	3,1 mg
Jod	180–200 µg	180-200 µg
Kalium	2000 mg (Minimum)	2000 mg (Minimum)
Kupfer	1,0–1,5 mg	1,0–1,5 mg
Magnesium	350 mg	300 mg
Mangan	2,0–5,0 mg	2,0–5,0 mg
Molybdän	50–100 µg	50–100 µg
Selen	30-70 µg	30–70 µg
Zink	10 mg	7 mg
Alpha-Linolensäure (Omega-3-Fettsäure)	0,5 Energie-%, ca. 1,7 g	0,5 Energie-%, ca. 1,1 g

1 Folat-Äquivalent
2 Niacin-Äquivalent
3 Retinol-Äquivalent = 6 mg Beta-Carotin
4 bei fehlender Eigensynthese (durch ausreichend Sonnenlicht),
    1 µg = 40 IE; 1 IE = 0,025 µg

Quelle: D-A-CH-Referenzwerte für die Nährstoffzufuhr, Umschau Verlag, 4. korrigierter Nachdruck, 2012.

Listen zur Therapiedokumentation

Auf den nächsten Seiten finden Sie Vorlagen zur Therapie-
dokumentation, die Ihnen, Ihrem Arzt und anderen Therapeuten eine Übersicht über das geben, was Sie derzeit
einnehmen oder welcher Therapie Sie sich gerade unter-
ziehen.

Die Tabellen – in gut ausfüllbarer Form – können Sie sich
kostenfrei aus dem Internet herunterladen:

ⓘ ┄┄⟩ www.verbraucherzentrale-nrw.de/Krebs

Sie sind ein Auszug aus dem Ratgeber „Wie ernähre ich
mich bei Krebs? Was nützt, was nicht – praktische Hilfen
für den Alltag"; Autorin ist Dr. Gisela Krause-Fabricius
(┄┄⟩ Literaturtipp Seite 153).

Eine Dokumentation aller Nahrungsergänzungsmittel,
Diätprodukte, Medikamente und Therapien ist wichtig,
damit mögliche Wechselwirkungen rechtzeitig erkannt
und die Dosierung von Medikamenten jederzeit angepasst werden kann, zum Beispiel wenn sich Ihr Gesundheitszustand verbessert oder andere Therapien zum
Einsatz kommen. Nur wenn Arzt und Therapeuten wirklich
über alles Bescheid wissen, können sie Sie bestmöglich
behandeln. Besonders hilfreich ist diese Dokumentation,
wenn Sie von verschiedenen Therapeuten wie Hausarzt,
Onkologe, Physiotherapeut, Ernährungsberater oder Heilpraktiker behandelt werden. Bitte füllen Sie alle Tabellen
sorgfältig aus, auch wenn ein direkter Zusammenhang
mit Ihrer Krebserkrankung nicht immer gegeben ist.

Beispiel

Name des Medikaments oder Wirkstoffs	Dosierung	Indikation	Bemerkung/ Beschwerden
Xy 50	1-0-1	Bluthochdruck	Benommenheit

Medikamentenliste Vorerkrankungen (Tabelle A)

Medikament oder Wirkstoff	Dosierung	Indikation	Bemerkung/ Beschwerden

Therapieplan Chemotherapie (Tabelle B)

Name Chemotherapie	Dosierung	Schema (Häufigkeit)	Bemerkung/ Beschwerden

Therapieplan Bestrahlung (Tabelle C)

Bestrahlung/ Lokalisation	Dosierung	Schema (Häufigkeit)	Bemerkung/ Beschwerden

Sonstige Therapien (Antihormone, Antikörper usw., Tabelle D)

Medikament	Dosierung	Applikation/ Häufigkeit	Bemerkung/ Beschwerden

Medikamente gegen akute Beschwerden (Tabelle E)

Name/Wirkstoff	Dosierung	Indikation	Bemerkung/ Beschwerden

Komplementäre Therapien (Tabelle F)

Name/Wirkstoff	Dosierung	Indikation	Bemerkung/ Beschwerden

Nahrungsergänzungsmittel (Tabelle G)

Name/Wirkstoff/ Substanz	Dosierung	Grund	Bemerkung/ Beschwerden

Verbraucherzentralen

Verbraucherzentrale Baden-Württemberg e. V.
Paulinenstraße 47
70178 Stuttgart
Telefon: 018 05/50 59 99
(0,14 €/min, Mobilfunkpreis
maximal 0,42 €/min)
Telefax: 07 11/66 91-50
www.verbraucherzentrale-bawue.de

Verbraucherzentrale Bayern e. V.
Mozartstraße 9
80336 München
Telefon: 089/5 39 87-0
Telefax: 089/53 75 53
www.verbraucherzentrale-bayern.de

Verbraucherzentrale Berlin e. V.
Hardenbergplatz 2
10623 Berlin
Telefon: 030/2 14 85-0
Telefax: 030/2 11 72 01
www.verbraucherzentrale-berlin.de

Verbraucherzentrale Brandenburg e. V.
Templiner Straße 21
14473 Potsdam
Telefon: 03 31/2 98 71-0
Telefax: 03 31/2 98 71-77
www.vzb.de

Verbraucherzentrale des Landes Bremen e. V.
Altenweg 4
28195 Bremen
Telefon: 04 21/1 60 77-7
Telefax: 04 21/1 60 77-80
www.vz-hb.de

Verbraucherzentrale Hamburg e. V.
Kirchenallee 22
20099 Hamburg
Telefon: 040/2 48 32-0
Telefax: 040/2 48 32-290
www.vzhh.de

Verbraucherzentrale Hessen e. V.
Große Friedberger Straße 13–17
60313 Frankfurt/Main
Telefon: 069/97 20 10-0
Telefax: 069/97 20 10-50
www.verbraucher.de

Neue Verbraucherzentrale in Mecklenburg und Vorpommern e. V.
Strandstraße 98
18055 Rostock
Telefon: 03 81/2 08 70 50
Telefax: 03 81/2 08 70 30
www.nvzmv.de

Verbraucherzentrale Niedersachsen e. V.
Herrenstraße 14
30159 Hannover
Telefon: 05 11/9 11 96-0
Telefax: 05 11/9 11 96-10
www.vzniedersachsen.de

**Verbraucherzentrale
Nordrhein-Westfalen e. V.**
Mintropstraße 27
40215 Düsseldorf
Telefon: 02 11/38 09-0
Telefax: 02 11/38 09-172
www.vz-nrw.de

**Verbraucherzentrale
Rheinland-Pfalz e. V.**
Seppel-Glückert-Passage 10
55116 Mainz
Telefon: 0 61 31/28 48-0
Telefax: 0 61 31/28 48-66
www.vz-rlp.de

Verbraucherzentrale Saarland e. V.
Trierer Straße 22
66111 Saarbrücken
Telefon: 06 81/5 88 09-0
Telefax: 06 81/5 88 09-22
www.vz-saar.de

Verbraucherzentrale Sachsen e. V.
Brühl 34–38
04109 Leipzig
Telefon: 03 41/69 62 90
Telefax: 03 41/6 89 28 26
www.vzs.de

Verbraucherzentrale Sachsen-Anhalt e. V.
Steinbockgasse 1
06108 Halle
Telefon: 03 45/2 98 03-29
Telefax: 03 45/2 98 03-26
www.vzsa.de

**Verbraucherzentrale
Schleswig-Holstein e. V.**
Andreas-Gayk-Straße 15
24103 Kiel
Telefon: 04 31/5 90 99-0
Telefax: 04 31/5 90 99-77
www.verbraucherzentrale-sh.de

Verbraucherzentrale Thüringen e. V.
Eugen-Richter-Straße 45
99085 Erfurt
Telefon: 03 61/5 55 14-0
Telefax: 03 61/5 55 14-40
www.vzth.de

Verbraucherzentrale Bundesverband e. V.
Markgrafenstraße 66
10969 Berlin
Telefon: 030 / 2 58 00-0
Telefax: 030 / 2 58 00-218
www.vzbv.de

Impressum

Herausgeber

Verbraucherzentrale Nordrhein-Westfalen e. V.
Mintropstraße 27, 40215 Düsseldorf
Telefon 02 11/38 09-555, Fax 02 11/38 09-235
E-Mail: publikationen@vz-nrw.de
www.vz-nrw.de

Mitherausgeber

Verbraucherzentrale Baden-Württemberg e.V.
Verbraucherzentrale Bundesverband e.V.
Verbraucherzentrale Hamburg e.V.
Verbraucherzentrale Niedersachsen e.V.
(Adressen⸱⸱⸱⸠ Seite 148f.)

Text	Dipl. oec. troph. Angela Clausen, Dipl.-Biol. Volker Clausen, Wiss. Dok.
Koordination	Frank Wolsiffer
Lektorat	Heike Plank
Fachliche Betreuung	Ursula Plitzko Kai Helge Vogel
Layout und Produktion	Ute Lübbeke, LNT-design.de
Titelfoto	Getty Images
Fotos	alle Fotos Angela Clausen, S. 55 Unibibliothek Kiel: Mike Baloumis
Illustrationen	Ute Lübbeke
Korrektorat	Dr. Brigitte Schöning
Druck	Aalexx Buchproduktion, Großburgwedel gedruckt auf 100 % Recyclingpapier

Redaktionsschluss: März 2012

**Unser Plus
für Sie!**

Noch Fragen?
Die Beratung der Verbraucherzentralen

Hoffentlich haben Ihnen die Informationen in diesem
Ratgeber weitergeholfen. Wenn Sie noch Fragen haben ...
Die Expertinnen und Experten der Verbraucherzentrale
beraten Sie individuell, kompetent und unabhängig:
- in Ihrer Beratungsstelle vor Ort,
- am Telefon oder
- im Internet.

! **Wir beraten zum Beispiel zu:**

- Banken und Geldanlagen
- Baufinanzierung
- Energie
- Ernährung
- Haushalt, Freizeit,
  Telekommunikation
- Kreditrecht, Schuldner- und
  Insolvenzverfahren
- Patientenrechte und Gesundheits-
  dienstleistungen
- Reiserecht
- Versicherungen

www.

Unter www.verbraucherzentrale.de
finden Sie das vollständige
Beratungsangebot in Ihrem
Bundesland.

Oder Sie nehmen direkt Kontakt mit Ihrer Verbraucherzentrale auf: Die Adressen finden Sie auf Seite 148/149.

Nutzen Sie unser Beratungsangebot und treffen Sie mit
unserer Unterstützung die richtigen Entscheidungen.
Wir sind für Sie da!

Hier können wir Ihnen nur eine kleine Auswahl aus unserem umfangreichen Ratgeberprogramm vorstellen. Mehr als 100 aktuelle Titel halten wir für Sie bereit. Auf Wunsch senden wir Ihnen gern ein Gesamtverzeichnis zu. Zu den genannten Priesen (Stand: März 2012) kommen noch Porto und Versandkosten.

Wie ernähre ich mich bei Krebs? |1|

Umfassende Informationen für Patienten mit der Diagnose Krebs: Dieser Ratgeber gibt neben praktischen Tipps zu Essen und Trinken weitere Informationen zu geeigneter Zusatznahrung für bestimmte Indikationen und erläutert Sinn oder Unsinn von Nahrungsergänzungsmitteln. Mit Tipps zur Stärkung des Immunsystems, Tabellen mit Lebensmitteln, Kräutern und Gewürzen, die gegen Übelkeit, Durchfälle, usw. helfen.
1. Auflage 2012, 248 Seiten, 9,90 €

Fix Food |2|

Zeitnot hält Sie vom kochen ab und Sie greifen öfter als Ihnen lieb ist zu Fertigprodukten? Dieser Ratgeber schafft Abhilfe. Er zeigt, wie Sie mit wenig Zeit und mit frischen Zutaten fantasievoll Leckeres auf den Tische zaubern. Über 250 Rezepte bieten schmackhaftes von Mandarinen-Frischkäse-Müsli über Gemüsecouscous bis hin zu Erdbeer-Vanillecreme.
1. Auflage 20012, 208 Seiten, 9,90 €

Kreative Resteküche |3|

Wie oft bleibt nach einer Mahlzeit etwas übrig, oder nach dem Einkauf stellt sich heraus, dass von der einen oder anderen Zutat noch reichlich im Hause ist! Der Rat-geber bietet praktische Anregungen, Übersichten, Rezepte mit Varianten und viele Tipps fürs kreative Verwerten guter Lebensmittel – und schont damit auch den Geldbeutel.
1. Auflage 2010, 232 Seiten, 9,90 €

Ihr gutes Recht als Patient |4|

Klärt ein Arzt unzureichend über Behandlungsrisiken oder alternativen auf, ist die Abrechnung nicht in Ordnung, verweigert die Krankenkasse Leistungen oder bietet eine Arztpraxis Extras nur gegen Bares an, stehen Patienten und Versicherte vor einem Problem. Sie müssen um die Durchsetzung ihrer Ansprüche kämpfen – vorausgesetzt, sie kennen ihre Rechte. Welche Rechte das sind und wie Sie ihre Ansprüche geltend machen können, zeigt dieser Ratgeber.
2. Auflage 2010, 192 Seiten, 9,90 €

Patientenverfügung |5|

Wer soll in Ihrem Namen Entscheidungen treffen, wenn Sie dies wegen Unfall, Krankheit oder Alter selbst nicht mehr können? Welche medizinische Behandlung wünschen Sie in solchen Fällen? Der Ratgeber informiert über alle wichtigen Vorsorgemöglichkeiten - mit Mustertexten, Formulierungshilfen, Checklisten und einem Download mit Textbausteinen.
14. Auflage 2011, 136 Seiten, 7,90 €

Psychotherapie |6|

Psychische Erkrankungen gehören mittlerweile zu den häufigsten Krankheiten. Unsicherheit und Vorbehalte machen es aber schwer, die richtigen therapeutischen Angebote zu finden. Abhilfe schafft dieser Ratgeber: Er erläutert die verschiedenen psychotherapeutischen Methoden und deren Wirksamkeit, zeigt den Ablauf einer Therapie und warnt vor Risiken und Nebenwirkungen.
3. Auflage 2010, 224 Seiten, 9,90 €